名醫家珍系列③

國醫黃雲臺臨床醫案秘本

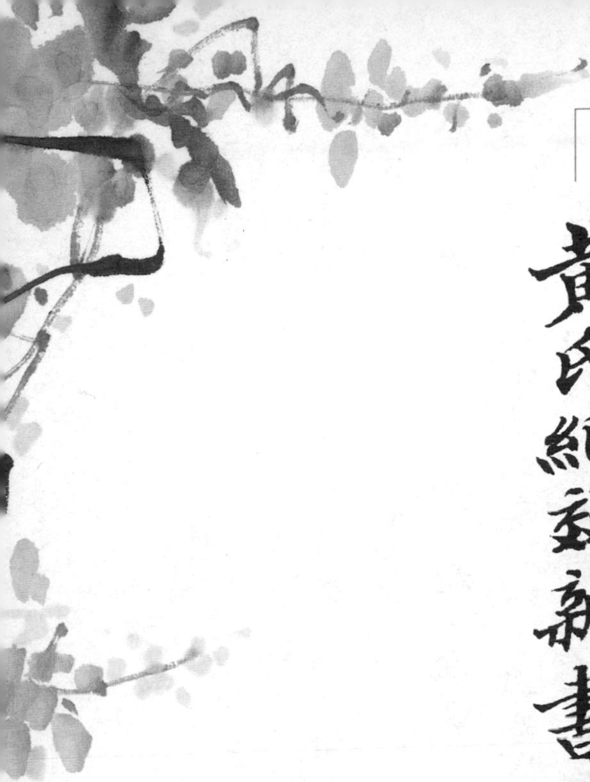

黃氏紀效新書（上卷）

黃堂 撰

文興出版事業

【出版序】

本書為清．黃堂(雲臺)撰，黃壽南校注分門，可惜撰年未詳。全書內文共分二卷，為一醫案大作，以內、婦科為主，收錄中風、虛勞、外感、內傷、痰飲、瘧、痢、調經、崩漏等四〇多類病案，每案論及病因、證治，並有治效之記述，對臨床醫者極具參考價值。

此次刊印本為黃壽南手抄本，黃氏名福申，字沁梅，畢生致力於醫藥研究，又精於書法，生平輯校抄錄之醫藥秘本眾多，此書內容文字豐富，再加上字體精美，值得中醫藥同好典藏與參閱。

發行人 洪心容

丙戌年

自序

余自髫年塾課 家嚴即授靈素傷寒金匱等篇讀其書而茫無畔岸若涉海問津不禁廢書三歎比長受業於 松心繆夫子之門見吾 夫子用藥如用兵得心應手效如桴鼓無不本諸靈素傷寒金匱等篇七方十劑之海參以己意格物致知智巧絕倫有非尋常下士所能測識者既而歸始遵師訓臨證轍記迄於今三十五六稔矣其間亦

有得心應手之處門弟來遊又多勤學好問三餘之暇摘取多方名曰紀效只可自便不可持贈因自覺舛錯支離遼豕之嘲恐所不免耳

錫山黃堂雲臺氏識

黃氏紀效新書上卷目錄

紀效新書 時疫一卷

黃雲臺先生著　黃壽南較註分門

風溫

徐　四十一歲　頰腫

風溫上受寒熱右面頰赤腫

淡芩　淨蟬衣　連翹　防風　前胡

竹茹　南薄荷　馬勃　象貝　杏仁

周　十九歲

風溫結於少陽之絡頰車不開呼吸難忍咽痛脈

風溫

一

弦數皆甲膽遊行之部理宜清開望其風熄之痰消為妙

先用細薄荷根汁半杯 細鮮石菖蒲汁半杯 竹瀝半杯

將桑葉四兩煎濃汁沖和三汁頻灌至一盞口開能言吐

出涎沫碗許又用煎方于左

牛蒡子　蟬衣　殭蠶　桔梗　鮮薄荷根汁

大杏仁　橘紅　鉤鉤　黑梔　鮮石菖蒲汁 二味沖入

二診

初起直追心胞之絡而邪結少陽之絡口噤咽痛是手

經藏府相傳得清開而數復為身熱咳嗽是邪從

太陰外感其勢熾神迷亦從汗解蓋由邪正分争
理胃所固然診脈仍數舌濁口渴尚屬氣分其三焦
充斥之邪必乘勢開泄之斯盡善矣

羚羊角　桑葉　茯苓　赤苓　橘紅
淨連翹　栝蔞子　杏仁　桔梗　枳殼
鮮枇杷葉　活水蘆根

曹　四十七歲
風温結於會厭咽痛色紫口黏惡心欬嗽身熱
開泄手續

風温

二

犀角尖　薄荷　生艸　元參　象貝

大力子　焦梔　桔梗　鮮竹葉

惠　十八歲

風邪客于會厭驟然音啞已有兩日右脈鬱滯不爽理宜開泄上焦宗金實不鳴意治

麻杏石甘湯加

半夏　橘紅　茯苓　桔梗　細辛　石菖蒲

尤　四十二歲

風溫外侵肝陽鬱勃欬嗽目懸左耳前後忽

痛急宜清泄為妙

桑葉 廣皮 杏仁 夏枯花 牛蒡子

白菊 砂仁 黃芩 黑山梔 枇杷葉

盛 四十五歲

風濕逼肺咳嗽身熱無汗與仲景法

麻杏石甘湯加

葶藶子 蘇子 桑皮 赤苓 橘紅

陸 三十四歲

風溫襲伏不宣驟然神迷不語起自頭痛身

風溫

三

暑無汗痙厥可慮

淡豆豉　陳膽星　枳殼　牛蒡　蟬衣

黑山梔　廣鬱金　桔梗　連翹　細石菖蒲汁

牛黃清心丸

張　五十四歲

風溫上受汗出輒復熱脈數如項後熱腫延及顴

顴所謂陽邪甚於陽位也擬普濟消毒飲

羚羊角　牛蒡子　連翹　薄荷　苦桔梗

川連　淡芩　馬勃　蟬衣　鮮葦莖

東垣普濟消毒飲

治疫癘憎寒壯熱頭面腫盛目不能開氣逆上喘咽喉不利口舌乾燥

黃連　黃芩　人參　橘紅

桔梗　柴胡　薄荷　連翹

鼠粘　板藍根　馬勃　玄參

殭蠶　升麻　大黃

王士雄云東垣方往往太雜
用者須自揀擇楊素
園云咽痛氣逆不得用
升柴見經緯記

華 三十歲

風溫襲肺哮嗽咳痰窒塞內經云諸氣膹鬱
皆屬於肺

麻黃 甘草 桑皮 蘇子 冬瓜子

杏仁 射干 葶藶 川貝 蘆根

徐 風溫夾食[illegible]之嫌

風溫挾食蘊於肺胃咳嗽灼熱有汗不解舌濁脘
痞拒按雖便而滯未清脈形數大其勢頗熾防
其化燥神蒙擬從三焦氣分治之法

風溫 四

羚羊片 姜半夏 枳殼 杏仁 冬瓜子 竹茹

連翹 辰砂茯神 橘紅 淡芩 佩蘭葉

二診

癍透密佈，熱退神清，脈亦和，又得大便，均屬佳兆，惟舌濁不去，脘中未暢，又兼咳嗽，餘邪不清，宜防反覆。

連翹 丹皮 茯苓 杏仁 川鬱金 佩蘭葉

銀花 川貝 橘紅 黑梔 枇杷葉

戴 二十歲右

肝陽鬱勃，更兼挾風溫外侵，入春風木司令，內火

自燃牙齦腫癰瘡瘍頻發每于入夜先呼欠而
後煩躁不得寐漸及血分便血溲痛皆臟腑相
連客邪鬱身無大熱頭重耳鳴眩暈脈形渾如風
陽不熄轉厥甚易也理宜和陽育陰法

石決明　元參　鮮生地　黑梔　金銀花露
方諸水　丹皮　柹稽　茯苓　料豆衣苙代水

二診

前議和陽育陰法先得汗寒熱往來疹瘍遂
鮮小便通而不痛乃屬表裏暢達之機細繹病情

風溫

五

起自牙齦腐爛繼而便血屢作有時其勢勃勃
火奚疑經旨亢則害也厥陰與少陽爲表裏其
由樞轉陽脈仍弦數渾大不爽頻頻噫塞呃噫皆
是風陽變幻之證所慮者熱盛生風轉厥甚易

羚羊角　夏枯草　丹皮　茯苓　鬱金
石決明　鉤鉤　黑梔　橘紅　竹茹

三診

今年不運濕土司天伏風化火牙齦痛腫咽喉窒塞
呵欠寒冷汗泄午後䐜脹晨起泪下則適小便赤

痛經少紫色皆木鬱乘脾侮胃徹上澈下之徵

病情錯雜先理其胃後調其鬱

川連　神麯　川朴　木香　澤瀉

香附　山梔　茯苓　沈香片

四診

前從運氣司天立方脹瀉均減然寒熱汗泄疹

癥小溲頻數不利而濁猶是溫從火之化徵少陽

為樞不為遊行之離經訓貽號

丹皮　川連　神麯　查炭　車前子

風溫

六

黑山梔　香附　茯苓　荷梗

蔣　初診

風溫蘊于肺絡欬嗆痰黏或有穢氣微寒熱必得汗解以皮毛為肺之合也議千金法

葦莖　杏仁　馬兜鈴　桑皮　象貝
冬瓜子　牛蒡　地骨皮　茯苓　通草

千金葦莖湯
治咳有微熱煩滿胸中甲錯為之痰具中府雲門穴隱痛肺癰欲成膿者
葦莖　薏仁　桃仁炒去皮
瓜瓣即冬瓜子　研量
或以杏仁易桃仁亦可

複診

寒熱起伏必得汗解舌苔白膩而大便數日一通每欬必有穢氣鬱悶在肺無疑所慮者釀

陳平伯云風溫為病春月與冬季居多或致惡風寒不惡風必身熱咳嗽煩渴此春月風邪用事冬初氣暖多風故風溫之病多見於此但風邪屬陽陽邪從陽必傷衛氣人身之中肺主衛又胃為衛之本是以風溫外薄肺胃內應風溫內襲肺胃受病其溫邪之內外有異

質素虧恐母病及子脈形數既仍宗前議

蘆根 馬兜鈴 杏仁 生洋參 橘紅

桑皮 冬瓜子 茯苓 地骨皮 生苡仁

劉 四十四歲

陰虧之體失音咽乾起自風溫襲肺久延正氣漸傷脈濡細兼雜發風疹作癢清金益液為要

真阿膠 甜杏仁 連翹 牛蒡

平川貝 白茯苓 桔梗 通艸

綠豆衣 枇杷葉 雞子清

風溫

七

形肺胃三焦司其二段改
惡風為衛背之證而惡
渴咳嗽為必胃之證
也初則涼解表邪自汗脈
數口渴用涼泄裏熱識捷
脈弦數耗咽風火內旋泄
熱和泄去黃腑瘀下利熱
邪下至大腸以升泄溫邪熱
不解及舌腹黃三焦涼解口目
腹大碗善涼飲邪其實熱津
得熱發汗斑者樸斑解毒
脈弦風動息氣清肝內陷
大黃丸三實丹此證大要也
當細察樂書可耳

葉天士云風溫者春月受風其氣已溫此證背熱喘嗽者用辛
涼清肅上焦夫肺位最高邪必先傷此手太陰氣分先病失
治則入手厥陰心包血分亦傷蓋足經順傳如太陽傳陽明
人皆知之肺病失治逆傳心胞絡人皆不知者初宜薄荷牛蒡桑
貝母翹南沙參桔梗生甘之屬其次豆豉前胡牛蒡杏仁之類亦可
挾風若色蒼熱勝煩渴用石膏竹葉辛涼清散斑疹亦當
宗此若日數漸多邪不得解芩連涼膈亦可用至邪熱逆傳膻
中神昏目瞑鼻竅無涕淚諸竅欲閉（此言幼科）其勢危急必用至寶
丹牛黃清心丸病減後餘熱只用甘寒清養胃陰足矣

春温温邪

程 三十五歲

温邪兩候得汗遍體發疹又發白痦苔黑去而仍渴脈象稍平此屬退機然時或煩躁齒垢唇焦小溲難多熱泄未除尚恐復熾仍宗前法兼清陽明冀其應桴

烏犀角　天竺黃片　連翹　茯神　甘蔗汁

羚羊角　生石膏　鬱金　知母　竹葉心

另服牛黃清心丸　用　益元散　薄荷　煎湯化開送下

春温温邪

萬氏牛黃清心丸

治温邪內陷包絡神昏是邪在裏矣宜苦泄辛開調入犀羚金汁或人中黃翹蒲等湯劑中定建奇功

牛黃　硃砂　黃連

黃芩　梔子　鬱金

曹仁伯言熱邪將入心營譫言錯亂舌絳乾紅用牛黃清心丸挑去熱邪陷温熱病中見此症也

秦

溫邪反復熾甚，劫爍津液，舌乾絳，神識清晰，心胞有間，知曾經汗下，病不解，少陰腎水不足，陽明之火有餘，例以玉女煎加減

鮮生地　鮮霍斛　石膏　麥冬　芦根汁

犀角尖　黑元參　知母　甘草　甘蔗汁

二診

昨議滋少陰清陽明，頗覺安適，舌色稍淡，中心仍乾，且鼻煤溲赤，脈仍弦數，何一非陽甚見端，王

附局方紫雪丹
療脚氣口中生瘡狂易
叫走瘴癘卒死温瘧五尸
五注心腹諸疾疔痛及解
諸熱毒藥邪熱卒黄等
瘟並解蠱毒鬼魅野道
熱毒又治小兒驚癇百病
亦名紫雪
黄金　寒水石　靈磁石
石膏　滑石　並湯入後藥
羚羊角　犀角　青木香
沉香　丁香　元參
升麻　炙甘草　入前汁再煮
濾汁入後藥
朴硝　硝石　當門麝香
辰砂　研末調和凝成紫雪

太僕云寒之不寒是無水也宜以通泄三焦
照前方加　飛滑石包煎

三診
連進清熱僅得稍平脈仍然鼻異煤舌絳
種種見端不退所謂亢則害也古人救液存陰義
取甘寒鹹降法
鮮霍斛　鮮生地　知母　麦冬
生西洋參　細生地　石膏　玄參
甘蔗汁　蘆根汁

春溫溫邪　二

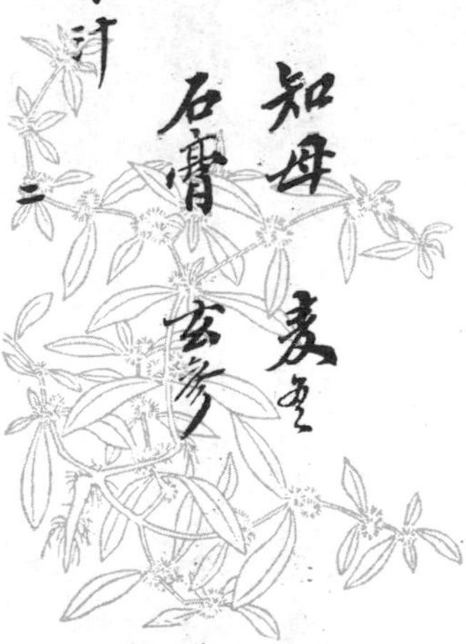

按徐洄溪云邪火毒火穿經入臟無藥可治此能消解其毒也神曾仁伯語錄云其人舌絳多譫言錯亂係邪逆心胞着邪見症伏氣溫病由內而不能外達閉者紫雪丹症也故附方於此以備採用

四診 病經吐瀉此方之效而仍承前法不愧作手可學之

戰汗勢衰且吐且瀉脈象稍緩舌色稍淡而有微藍此皆退機然經反覆正氣大傷補劑尚宜緩商不致餘燄復萌乃吉

西洋參　玄參　倉米　知母

鮮石斛　麥冬　竹茹　茯苓

姚 三十九歲

身熱鼻衄衄後身涼傷寒論陽明病自衄者愈即此謂也

羚羊角　黃芩　花粉　澤瀉　通草
焦山梔　赤苓　廣皮　竹茹

錢 四十二歲

春溫溫毒

犀角尖　鮮生地　知母　麥冬
真金汁　鮮蘆根　分服臘雪水合嚥

顧 十五歲

發斑紫黑舌絳不潤唇齒血溢大便血泄陽明灼熱勢如燎原不能措手勉擬方以盡人力冀邀萬幸

春溫溫邪　三

犀角六　鮮霍斛　玄参　黑梔　茅根

羚羊角　人中黄　赤芍　丹皮　竹葉心

銀花露　豆淋酒盃

鮑　右四十歲

新產第十一朝，溫邪乘虛襲入，唇焦舌絳液乾，身熱暴退暮熾，神迷痰血，其邪內迫心胞，痙厥可慮，診右脈細數模糊，左空，知少腹滿，猶是瘀露未清，殊屬棘手，姑擬清上泄下

犀角尖　丹皮　赤芍　紫丹参　鬱金

鮮石斛　連翹心　桃仁　血琥珀　益母草湯代水

倪右

温邪初起咽痛灼熱漸致伏燥舌黝小產惡露上衝肺胃鼻衄多涎面赤嘔出血塊腹痛煩悶勢屬危險姑擬清上泄下冀其萬一

犀角尖　赤芍　桃仁　茯神　料豆衣

丹皮　歸鬚　丹參　查炭

二診

服下戰汗勢退衄止腹寬惡露稍通

春温温邪 四

原方去犀角加西血琥珀

方

症經百日起自溫熱蘊遏癉瘧無寒繼而寒熱往來有由樞外達之機最為佳處近復肝氣攻觸作惡甚轉甚而舌色黃脈濡數府氣失暢絡脈不和正氣雖虛未宜夯補與溫膽湯

溫膽湯加　西洋參　淡芩　丹皮

香青蒿　鬱金汁　香附汁

陸

熱久不退溫邪劫陰屢投清寒不應所謂寒之不
寒是無水也姑擬壯水生津滋冀其轉機

细生地　鮮霍斛　知母　茯神
麦門冬　真阿膠　丹皮　銀衣露

許 四十八歲

舌黄作渴氣短脈數大帶弦此酒客中虛溫熱蘊
于上衝雖汗而不退既能納食由胃熱消穀理之非易

西洋参　花粉　茯苓　生草　澤瀉
霍斛　麦冬　薏仁　活水芦根

春溫溫邪 五

至寶丹

治中風不語中惡氣絕痰厥瘴毒時氣內陷邪入心胞神識不清傷寒譫語唇口燥裂喘急煩躁伏熱嘔吐驚痫婦人產後血暈死胎不下口鼻出血閉亂等症每服一丸引湯送下

金箔　銀箔　犀角
玳瑁　珠砂　水安息
琥珀　牛黃　雄黃
梅冰片　麝香

為末水安息打丸重分
一方有人參天竺黃南星

楊　此春溫病誤治立方挽救事後補記

春溫八日初起微寒熱前醫用辛散燥藥朴朮等四劑舌光滑而乾神昏目赤發斑隱約脈細數模糊左徵而無燎原之勢危篤極矣余以犀角地黃湯加羚羊角鮮石斛蔗汁芦根鮮石菖蒲天竺黃片等再用至寶丹神識稍清而燥不退舌黑起刺鼻煤衆衆懸疑甚露厥脫漸至因思景岳少陰之水不足陽明之火有餘之論即倣玉女煎用細生地鮮生地麥冬生石膏犀角羚

羊角、鮮石斛、天竺黃、斥、細葉鮮石菖蒲、連翹、麥冬、另以犀牛黃、濂珠、研末調服，得大汗，其勢漸輕，舌軟可伸，蘇津液未回，用鮮生地、細生地、麥冬、鮮石斛、川貝母、麥冬、得大便而安

王晉三古方選注云：至寶治心藏神從昏從表透裏之方，犀角、牛黃、玳瑁、琥珀以有靈之品內通心竅；硃砂、雄黃、金箔以重墜之藥安鎮心神；佐以龍腦、麝香、安息香搜剔幽隱諸竅。李杲曰：牛、雄、腦、麝入骨髓，透肌膚。故熱入心胞，舌絳神昏者，以此丹入寒涼湯藥中用之，能祛陰起陽，立展神明，有非他藥之可及。若病頸痛而喑不語者，此肝虛魂升於頂，當用牡蠣救逆以降之，又非至寶所能蘇也

春溫溫邪

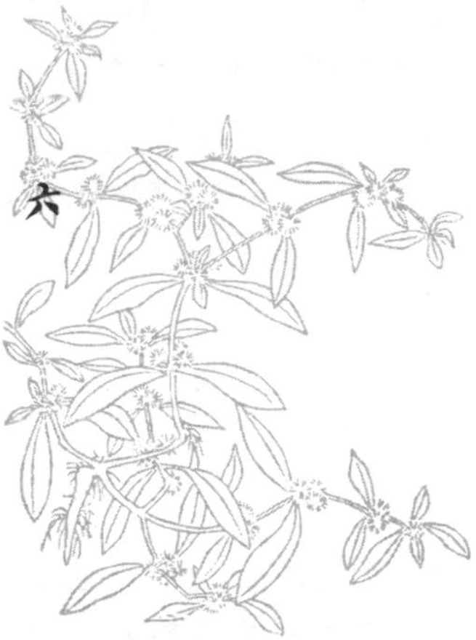

大

攷王寶丹本池州醫鄭
咸慶歷中為手審此
方以其屢驗遂編入
靈苑方中舊說主疾
甚多大體專療心氣
血凝以膽虛弱喜驚受
睡眠中驚魘小兒驚
氣女子憂勞血滯血厥
產後心虛怔忪尤效血
病重便下
按靈苑方北宋名人沈
括著集

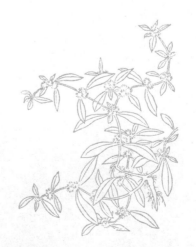

吳又可達原飲

治溫氣舌白滑邪伏膜原寒熱無定或熱或瘧

檳榔　厚朴　草果

知母　黃芩　芍藥

甘草

濕溫

華　二十一歲

邪伏膜原寒熱無定舌濁痞滿倣又可達原飲治之愈

製川朴　製半夏　柴胡　杏仁　藿香

川連片　花檳榔　薑皮　赤苓　通草

丁　四十歲

濕熱壅遏先發疔瘡繼而呃逆身仍熱痰多口渴不多飲小便赤痛脈實數明是痰濁阻滯氣機不宣最為重候仿金匱法

薑汁炒竹茹　赤茯苓　杏仁　澤瀉
吳橘紅　旋覆花　丁香　懷牛膝
姜半夏　代赭石　柿蒂

患　十五歲
濕痰痺阻氣分脘痞飢不欲飲食大便欲解不爽九
竅不和此為胃病
溫膽湯去草加
杏仁　蔞仁　黑梔
蘇子　白蔻仁

溫胆湯
半夏　橘红　茯苓
甘艸　枳殼　竹茹

暑風 暑濕

蘇

暑風濕直入心胞驟然不語轉筋金匱痙症之厥脈來促數無序勢恐内閉外脫姑擬清開泄邪冀其轉機

羚羊角 淨蟬衣 橘紅 天竺黃片 鈎〻

太子參 光杏仁 連翹 益元散 川鬱金

真西牛黃 鮮細茶石菖蒲汁

過 二十九歲

暑風暑濕

勞力絡傷曾吐痰紅兼之暑濕外侵蘊于肺部

脈數舌苔粘身熱必得汗解拟先清泄以却標病

淡芩　青蒿　桑葉　砂仁

杏仁　黑梔　橘红　荷梗

李　五十五歲

外感久延正氣必虧近起咳嗽先曾寒熱脈來弦數此

暑風襲肺肺失清肅故咳兼腥臭小便色赤拟遵西昌治意

平川貝　石膏　茯苓　絲瓜子　地骨皮

光杏仁　桑葉　蘆根　枇杷葉去毛刷

顧 八歲

暑風挾濕由氣分深入厥陰先發痧繼而壯熱神蒙今則熱有起伏必先四末微寒少陽爲表裏之分界面色帶青神呆直視脈數大便下蚘見端非一尤可慮者正氣日衰其邪日錮傳轉ゝ敗奈何宗仲聖法

牡蠣 淡芩 花粉 西洋參 丹參

川連 青蒿 金汁 鈎ゝ 荷梗

華

暑風暑濕

頸項白㾦淵佈暑熱外達之機而腹脹滿拒按食
滯紐結故氣欲逆脈弦緊細手足自溫者仲景云繫
在太陰煩熱渴甚熱結于裏而成結胸則為棘手重
症矣

栝蔞皮　豬牙角　牛蒡子　滑石
製川朴　光杏仁　二廣陳皮　佛手柑
江枳實　赤茯苓　活水蘆根

過　五十二歲

暑邪熱陷心陽獨亢舌絳口碎

生地 元參 玄精石 茯苓 黑山梔
麥冬 竹茹 綠豆衣 六一散

錢 右二十二歲

白痦漸退熱有起伏甚于下午入夜胸中煩悶汗多淋漓此氣分之邪留戀考之經訓陰氣先傷陽氣獨發後賢義取甘寒宜從熱蒸久質弱又屬虛濕誠恐顧此失彼診脈左弦數右濡細數舌白不多飲食下腹鳴且痛務當濕去兼暑濕治非易也

羚羊角 丹皮 茯苓 連翹 通草

暑風暑濕 三

白薇　地骨皮　澤瀉　穀芽　稻芽

二診

據述咳大減寒熱亦輕有往來之象擬以和解少陽

原方去羚羊角加　西洋參　青蒿

金　三十六歲

素多鬱勃肝陽易亢外感暑風內侵濕熱起自寒熱往來由樞入裏自利稀水但熱無汗舌絳苔灰齒垢唇焦脈弦數其勢轉張三焦充斥恐迫近心胞風動神昏可慮姑擬芳香清暑洩滲利濕法

犀角尖　廣鬱金　益元散　澤瀉　竹葉心
連翹心　括蔞根　赤苓　荷花露

二診

熱勢稍退，便泄亦減，曾透白瘖，皆為佳象。然苔灰未化，齒乾血垢未除，猶蒸蒸餘熖，欬痰不爽，脈形弦數，正氣本虧，肝陽為亢，延挺未可定也。仍以前法小其制，冀其漸熄，兼以益液生津為法。

羚羊角　鮮石斛　赤苓　連翹　通草　鮮荷邊
西洋參　平川貝　澤瀉　生草　枇杷葉　鮮稻葉

暑風暑濕　四

三診

熱象頗減舌色漸化便泄亦止均屬向安之兆自述心神不寧君相易動此陰氣先傷陽氣獨熾之象再為扶正清泄餘邪

人參　金石斛　桑葉　通草　穞穭

茯苓　玄參　丹皮　杉稀象

過　五十歲

陽明之脈挾口環唇驟然麻腫舌絳起泡著濕土侵胃諸

鮮生地 川石斛 鈎々 赤芍

川連 茯苓 六一散

案

產後血室空虛易感客邪身熱已得大汗而熱不除面赤目瞑頭脹驚惕虛陽上升恐有鬱冒之慮脈弦數舌黃灰黑口粘作渴此邪未盡而正已虧不可輕視也

鮮石斛 丹皮 鈎々 歸尾 茯苓 穭豆衣

石決明 丹參 查炭 澤蘭 益母草湯代水

五

暑風暑溼

某婦 按此條亦是事後補記

暑天小產，產後不盡，轉發癖癰咳吐臭痰，胸腹俱痛，遍體白痦赤疹密佈，舌苔白滑，小溲赤痛，尚屬氣分薰蒸用

羚羊角 茯苓 蘆根 冬瓜子 絲瓜絡 桑枝

杏仁 兜鈴 象貝 橘紅 赤苓 六一散

前方加減，熱勢漸和，痛不止，責之肝絡鬱痹，間用旋覆花湯合金鈴子散。此痛稍定，又因食滯腹痛，熱熾甚而且脹，小溲混濁如泔，甚至痛。此暑熱挾濕濁乘虛流

入血室。即用西血珀研細末調服六分，共三服，所下瘀濁甚多，而少腹板硬作痛，胸滿痛脹，再投通府濁泄厥陰之金鈴子、延胡、兩頭尖、查炭、茅、稍效得便下宿垢。接服製軍、桃仁、澤蘭、查炭、赤苓、海金沙、茅。服後又得大便宿垢，小便混濁之泄，脘中得寬，少腹亦漸軟，繼進導赤散加金鈴、澤蘭、萆薢、海金沙、查炭、車前子、通艸而安。

暑風暑濕

六

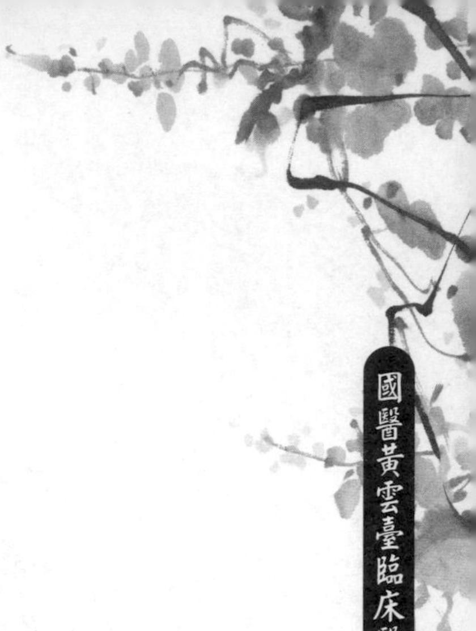

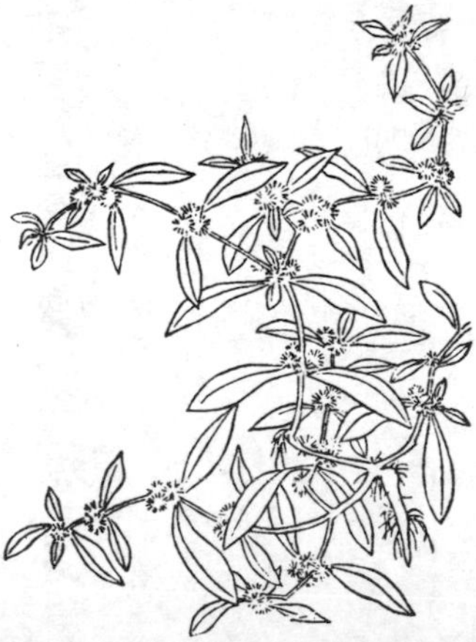

伏邪

莊 四十三歲

肝鬱氣滯伏邪內蘊熱來得汗稍減脈虛數不
大便宜泄三焦

羚羊角 瓜蔞仁 杏仁 赤苓
鮮石斛 枳殼 廣皮 桑葉
黑山梔 鬱金 薏仁

二診

得汗又得白痦熱從氣分宣泄此為佳處但白痦

伏邪

未得大便通腑以理餘邪

鮮石斛　枳實　杏仁　川鬱金

黑山梔　香薏仁　廣皮　佛手露

張 十九歲

但熱無汗自利伏邪欲陷

葛根　青蒿　赤苓　神麯　砂仁

淡芩　丹皮　澤瀉　廣皮　通艸

陳

伏邪晚發蘊於氣分薰蒸灼熱生痰或往來

寒熱或但熱無寒邪有進退之機舌黏而不甚渴時欲發麻言蹇雖屬氣分漸逼心營脈形軟數旬日不大便脘痞唇赤膹鬱之象顯然從三焦主治

犀角尖　橘紅　赤茯苓
廣鬱金　淡芩　寒水石
黑山梔　竹茹　飛滑石

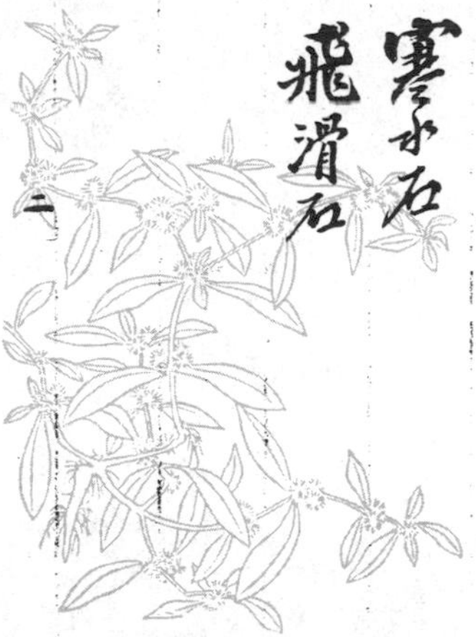

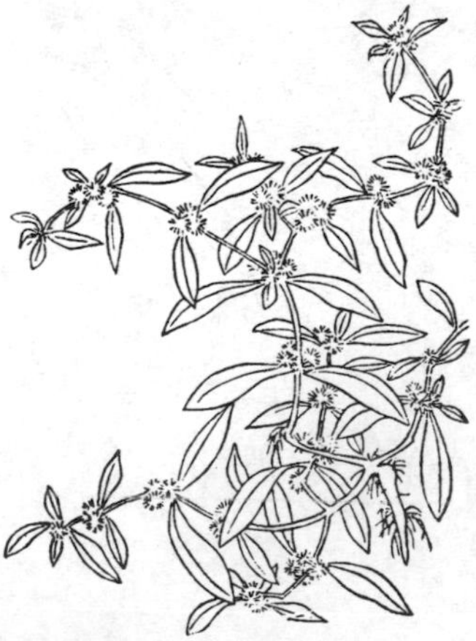

冬温

錢

冬温兩候熱爍津液舌乾液涸神迷忽識脈形濡數模糊昏厥可慮姑以甘寒生津救液冀其轉機

鮮石斛　西洋參　生地　茯苓　黑梔

甘蔗汁　麥冬　生艸　竹心

華右

冬温三候熱甚于夜間無汗口渴不喜飲欬嗆

冬温

氣臭溲赤痛其邪深伏摟營初起經絡血室空虛寂恐熱入血室當泄衛透營法

犀角片　赤茯苓　鹽川貝　杏仁

粉丹皮　香青蒿　黑山梔　赤芍

桑葉　芦根

邪熱化火

華

熱熾神蒙譫語作渴齒燥其邪漸擾心胞恐
延昏痙厥脈數溲赤清透開洩為治

香犀角　天竺黃片　淨連翹
羚羊角　廣鬱金　苦桔梗
鮮石斛　黑山梔　括蔞根
細葉鮮石菖蒲
活水芦根

邪熱化火

倪 四十二歲

熱起于晝而退于夜前以喻氏法清陽明肅太陰得汗表解裏熱未和自覺咽喉猶覺乾熱脈數溲赤以玉女煎意

鮮生地　茯苓　淡芩　焦山梔

生石膏　杏仁　澤瀉　鮮竹茹

肥知母　黑元參

復熱

方

恙久。瘧後復熱。舌絳而燥。半月不大便。不得寐。脘痞拒按。少腹脹。腎水不足。陽明空滯不寬。殊非易治。

鮮生地　枳殼　生草

玄參　肥知母　麻仁

括蔞皮　杏仁　竹葉心

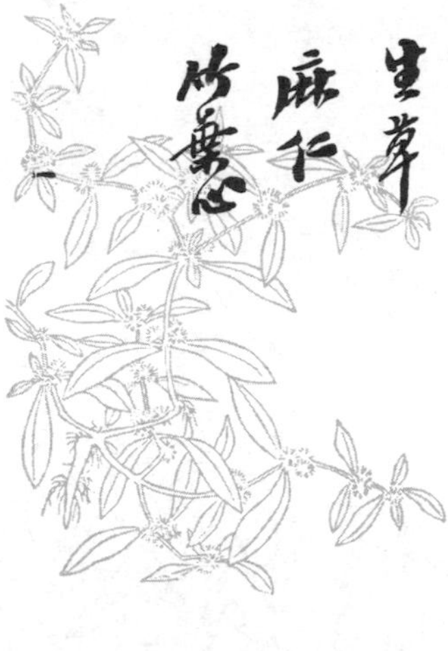

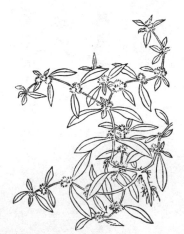

痿音委躄同躃音辟痿躄不能行也痱音肥痱風者身無痛處四肢不收也脈正字脉俗字也金匱衍義云〻痱〻病者營衛氣血不養于內外故身體不用機關不利精神不治然有虛有實虛者自飲食房

紀效新書 卷二

黃雲臺先生著　　黃壽南校註

中風

楊 三十一歲 痱風

痿躄四月有餘脈濡小澀語言不利痱風之象腹痛時作大便或溏或結宜從中治宗內經獨取陽明之義

黃耆　茯苓　虎骨　踈身　廣皮　桑枝

冬朮　木瓜　懷膝　白芍　砂仁

中風 一

勞七情得之內經謂肉奪而厥則爲瘖痱痱是也實者是風寒暑濕感之

玉屏風散方

治虛火自汗

防風　炙黄耆

炒白朮

風耆各一兩朮二兩爲末用五錢並服古方

加生姜三片

某　三十二歲　肝風

迅速之至莫如風然發則目瞑不知人事口歪抽掣益汗之加脈濡奧當屬勞倦傷陽肝木乘虛刼去擬玉屏風散加味益土之處佐以和陽熄風制木之寇

玉屏風散加

黄菊花　川石斛　茯苓　鈎ㄋ

石决明　大胡麻　白芍　木香

周　五十六歲　痱中之根

言蹇流涎口歪無力痱中風之萌也

黄耆 益智仁 遠志 鉤鉤 煅石決明

茯苓 川石斛 白芍 九節石菖蒲

楊 四十五歲 類中

四肢麻痺不仁脈象濡耎無力由營虧不榮經絡所致恐延類中且兼脘痛納少理氣和胃佐之

白蒺藜 茯苓 木瓜 鬱金 桑枝

生香附 橘紅 當歸 薏仁

華 中風初起見象

中風 二

縈於榮切音縈平聲庚韻繞也詩經葛藟縈之亦收卷之貌

風陽上旋眩暈鼻塞口乾言蹇中風之漸

大生地　石決明　黃菊　麥冬　遠志

料豆衣　川石斛　鈎丁　茯神　雪羹湯代水

雪羹湯

平肝陽痰火

漂海蜇 片

鮮荸薺 七枚

陳　風上排變幻

驟然寒慄振齘逾時即平此風痱變幻者之金匱加心中惡寒不足者恰與符合用侯氏黑散填塞空竅當祖其意

人參　煅石決　茯苓　紫石英　棗仁

龍骨　麥冬　煅牡蠣　五味子　礬石提水煎

金匱侯氏黑散方

治大風四肢煩重心中惡寒不足者

菊花　白朮　防風

桔梗　黃芩　細辛

川芎　當歸　茯苓

人參　桂枝　乾姜

礬石　牡蠣

研黑為末酒服

歪字烏乖切音崴不正也同喎字

易曰☴巽為風三畫巽下斷二陽在上一陰居下☷坤為地坤三畫六斷故曰坤六斷也三爻純陰風行地上曰觀☶艮為山二陰居一陽之下故云艮覆盌☳震為雷山下有雷曰頤一陽居二陰之下故曰震仰盂為形也

華　口眼歪斜

耳鼻常靜故風息焉口眼常動故風生焉昔賢論之詳矣驟然口眼歪斜動則生變也考之易象有足徵焉文曰風行地上曰觀觀者目之義也上動而下靜又曰山下有雷曰頤頤者口之義也下動而上靜見端若此治法可悟矣

製首烏　料豆衣　天麻　桑葉

黃菊花　石决明　川石斛　鈎鈎

鄭　五十四歲　手足之麻木類中之根

中風　三

手足麻木已經一載丹溪云麻屬氣虛木是濕痰類中可慮

大熟地　當歸　桂枝　桑寄生　薑汁
炙虎骨　杞子　懷膝　厚杜仲　竹瀝

陳　痱風有年交節復發

痱風有年交節風陽復動面色赤而目左顧汗易洩舌色絳時時搐搦掉振病由水虧木失滋涵所致幸脾胃尚佳冀其資生之助藥餌非所恃也

人參　煅石決　五味子　茯神　麥冬
柏子仁　川石斛　炒棗仁　雪羹湯代水
另服燕窩粥

李　舌強言蹇

水虧于下，陽浮于上，舌本強，言蹇，頭疼，厥陽挾痰火上僭，類中可慮

熟地黃　遠志肉　明天麻　天竺黃
淡蓯蓉　煅石決　陳膽星　鉤鉤
九節石菖蒲　懷膝　川石斛　紫沉香

中風　四

畢 五十五歲 多疑怛

膽虛中正無權多疑怛脈弦數風陽易動防其類中

熟地黃　煅石决　炒棗仁　雲茯神

真阿膠　柏子仁　遠志肉炙　雞子黃調入

怛音妲悲慘驚懼也
詩經勞心怛怛

肝風 附眩暈頭痛 卷三

榮 五十六歲 肝鬱化風火

陰虧肝鬱化火化風兩耳鳴响舌乾起刺不得寐脇下脹脈弦濡數治以體用兩顧

大生地 茯神 炒棗仁 白芍 金鈴子

廣鬱金 沈香 石決明 雪羹湯代水

朱 五十三歲 肝陽化風

脈弦不寐心中嘈雜肝陽亢逆化風內動宜以益陰潛陽

生地 柏子仁 白芍 茯神 淮麦

牡蠣 川石斛 鈎〻 棗仁 南棗

錢 四十六歲 眩暈

神魂失守夢寐間心陽馳逐時時眩暈汗泄以陰虛陽浮例治

牡蠣 棗仁 柏子仁 石決明 龍齒

茯神 丹參 料豆衣 川石斛 淮麦

周 四十二歲 眩暈

陰虧火炎咽喉乾燥筋脈抽引眩暈悸動大便

不寐由水少滋涵所致

原生地　石决明　知母　人中白

炙龜板　川石斛　麦冬　雞子清

華　二十二歲　肝風

遍體筋脈抽掣作趣火升內熱皆由肝風震動病在于絡經及少陽為遊行之部使然也理宜養陰熄風

羚羊角片　生地　川楝肉　料豆衣　鬱金

絲瓜絡　歸須　石决明　柏仁　木瓜

肝風　二

鄒　三十三歲　歷節痛久入絡

頭痛抽掣必連及左耳項後或由胸氣作梗夫肝主經絡化風鼓盪且耳後至左脅皆肝遊行之部其咎顯著

生地　石決明　木瓜　新絳　歸須

菊花　羚羊角　鬱金　絲瓜絡

復診

前方從痛久入絡治已得效驗但歷節疲痛屬三氣為痺不從袪邪立方難杜病根

威靈仙 秦艽 玄參 歸須 虎骨 絲瓜藤
片薑黃 木瓜 五加皮 延胡 蟬血拌炒桑枝

周 五十一歲眩暈
眩暈頻作來勢迅速兼之嘔吐痰涎無痰不作
眩丹溪之謂歟
天麻 石決明 茯苓 鈎鈎 黄菊 薑汁
半夏 白蒺藜 沈香 橘紅 竹瀝

李 三十一歲偏頭痛
偏頭痛目赤淚多治從肝風

肝風

三

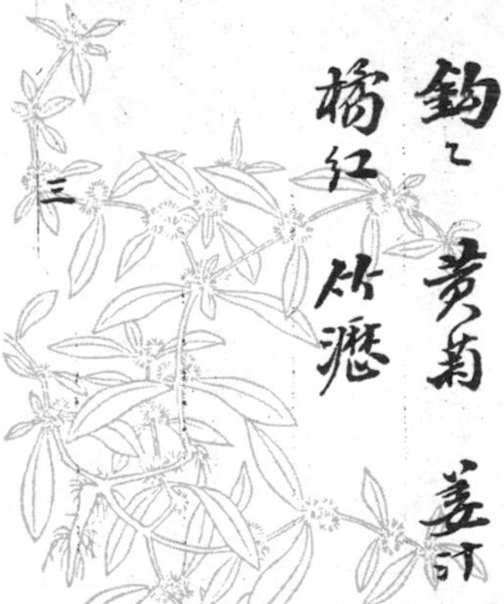

金匱甘麥大棗湯

治婦人臟燥悲傷欲哭

甘草　小麥

大棗

羚羊角　生地　柏子仁　玄參　石決明

池菊花　茯神　料豆衣　丹皮　夏枯草

秦三十七歲臟燥善悲

肝鬱化風眩暈善悲不得寐宗長沙臟燥治熄風和陽佐之

甘草　大棗　石決明　川石斛　川鬱金

淮麥　茯神　柏子仁　棗仁　沈香汁和入

某七十五歲風陽大升

風陽火指肢節痠楚此肝腎並虧筋失其養

之徵

熟地 川石斛 茯苓 棗仁 桑枝

阿膠 木瓜 石決明 黃菊

王 七十三歲血淋風陽

勞倦傷腎血淋未已風陽上旋頭痛牽掣作楚宜

乙癸同治

生地 木通 石決明 川石斛 夏枯花

阿膠 草稍 女貞子 甘菊花 雪羹湯代水

顧 五十四歲神魂不寧

肝風

四

驚蟄節後地氣司升素體水不涵木能以火化風神魂由是不寧筋骨為之不和痛連胷膝髀股皆其咎顯然自述得寐則安經旨人臥血歸于肝水能生木之謂也乙癸同源合交坎離

阿膠　茯神　雞子黃　沙苑子　遠志　橘白

生地　棗仁　川石斛　川斷　桑枝

畢　四十五歲

煩勞陽升挾之痰上蒙不寐易驚宜鎮肝攝浮交合坎離

西洋參 麦冬 硃茯神 川連 石決明 猪心血炒棗仁

生地 元參 遠志肉 丹皮 金箔 九節石菖蒲

馬 三十七歲 内風肝厥

營氣不療肢麻聲顫似風欲厥

陳胆星 煅龍齒 石決明 元參 橘紅

沈香 鈎藤 九節石菖蒲 蘇梗

廉 六十三歲

向衰之年肝氣挾溫邪似風欲暈耳失聰食後少運

脈濡而弱此際濕土司令當扶中為主熄風佐之

肝風 五

潞黨參　黃菊　穭衣　廣皮　砂仁
茯苓　杞子　白芍　石決明

周　四十五歲　眩暈食噎

鬱勃陽升眩暈而噎大便不爽乃竅不和古人都從胃治兼以和陽熄風

莧麥冬　茯苓　石決明　麥芽　砂仁
製半夏　川石斛　沉香汁　廣皮

翁　右五十三歲八脈交虛

恙久陰陽偏勝正值經行水愈虧而陽愈亢熱

勢轉甚腰楚怯弱良有以也年逾五旬衡任八
脈交虛脈形乳數宜育陰和陽
金石斛 女貞子 白芍 茯神 大麥冬
細生地 旱蓮艸 牡蠣 杜仲 湖藕

復診

前方頗適但久虛不復為之擬章胃納稍增所
謂精生于穀亦有生長之機望其一陰來復方佳
三才湯加 茯神 牡蠣 川石斛 女貞子
麥仁 白芍 玫瑰露 藕肉

肝風

六

二至丸
涼血養陰
女貞子冬至日採為
末旱蓮艸夏至日
採並膏為丸

三才湯
補肺脾腎三陰生水益
精育天地人之名而
補亦在上中下之分
天冬 地黃 人參

瞤音純目動也俗稱眼跳

陸 二十七歲目瞤耳鳴

平素封藏不固水虧木失涵養虛陽震動入春陽升目瞤耳鳴是宜[illegible][illegible]養陰熄風是議

生地 杜仲 川石斛 石決明

牡蠣 茯神 炙龜版 湘蓮

朱 七十二歲右偏頭風

齒為骨之餘痛久不止牽及頭痛又作甚于右耳乙癸同治

生地 茯神 白芍 川石斛 黄菊

阿膠 棗仁 石決明 夏枯花

復診

風陽不熄齒痛及頭左右相引發則悸動汗泄陽浮陰虛使然

生地 茯神 川石斛 石決明 夏枯花

龜版 棗仁 白芍 女貞子 雪羹湯代水

楊 二十六歲

操勞過度肝胃因虧起自齒痛入春頭風唇唇麻延及四末舌光無苔嘔咳不欲納不大便水不涵木陽升犯胃胃爲陽土宜降宜柔有升無降胃氣

肝風

七

金匱麥門冬湯
大逆上氣咽喉不利止逆下
氣者此湯主之
麥冬　半夏　人參
甘草　粳米　大棗
水合

失其下行之常度故見象若此今際木旺君火主
氣變端叵測滋燥兩難姑擬金匱麥門湯當
清肅以酸甘化陽
人參　金柑皮　茯苓　炒半麯　柏子仁
麥冬　陳黃米　鉤鉤　石決明　黑芝麻

復診
早上復診寸關脈虛弦帶數尺部按之少神所云
水不涵木陽升犯胃頭眩不得寐食下倉皇亦由
嘔傷會厭吸門所致宜用燕窩湯或煮粥頻啜清

潤益胃肺兼以清滋養胃肺是為探本之道

原方用黃米同燕窩湯代水

三診

前議通補陽明和陽熄風胃氣稍蘇且得假寐大便甚燥脈來細弱顯屬陰虧陽旺故身覺熱而鼻衄口乾舌燥面色晦滯時欲嘔逆尚未可忽

人參　霍斛　花粉　茯苓　太陰玄精石

麥冬　河膠　棗仁　黑芝麻　細生地

四診

肝風　入

早上診脈細繹病機參以脈象陰虧陽亢奚疑昨進滋養頗適宗內經亢則害承廼制之理也然胃納未醒姑仍其制

原方 細生地易甲生地加 丹皮 澤瀉

華 六十九歲

高年陰液向虧素患痔瘍春夏之交風陽上旋遂獲筋脈抽脹幾至暈厥身熱面赤汗出淋漓迥時爽然若失脈弦數舌苔黃厚而紫初用養陰熄風和絡平肝時作時止幾無措手

矣。日用羚羊角、夏枯草等鉤勾、煎濃。雪羹湯冲服。未得瘳。轉用方諸水冲入。日進數碗。勢漸平。而苔濁黃厚不退。食糕子文粥。再與枳殼、建麯、麥芽、橘白、鬱金、和胃寬中。得大便稍安。脈稍和。舌色亦減。然仍寤寐不寧。筋仍抽掣。黎明汗泄。用棗仁炒四錢、木瓜加七分、鉤勾四錢、冲雪羹湯。日進二三碗。如是調理幾及匝月而愈

肝風

九

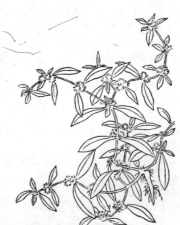

虛勞 卷四

陸 十八歲 勞虛

勞倦寒熱溫之以氣內經法也

潞黨參 桂枝 鱉甲 廣皮 煨薑

製首烏 炙草 丹皮 茯苓 紅棗

華 六十二歲 喘嗽

據述服參後得寐神安頗屬佳兆而喘嗽如故總由下元根蒂空虛氣得平和而嗽自減大便溏薄滋膩難投最為棘手擬從脾腎同治

人參 於朮 茯神 紫石英 兎絲餅 訶子
蛤蚧尾 沉香 熟地 靈磁石 懷山藥 建蓮
五味子 牡蠣 棗仁 山萸肉 米湯代水

黃 五十九歲 虛怯
向有漏瘍去冬失血陰精漸耗暗暈之加行動數武則氣逆虛怯顯著
生脈散加
熟地 杜仲 川石斛 茯神 懷牛膝

王 右經漏損陰

醫錄生脈散方
治熱傷元氣氣短倦怠口渴出汗
人參五 麥冬五
五味子五
水煎服故徐靈胎稱
生脈飲

汪贊功保陰苔
調劑虛勞見吳醫彙講
天冬 生地 熟地
麦冬 龜版 山药
人乳 牛膝 桂圓
石斛湯代水
内熱有汗加地骨皮
内熱無汗加丹皮
背痛加杜仲猪腰子脊筋
盜汗加五味子枣仁
怔忡加枣仁

素來經漏損陰水不涵木化風化火頭痛偏左瘰瘕聚見象一牙兼入秋燥氣加臨咳痰氣鳴臟日虛薄暮音漸不揚心中空洞若谷胃納不旺大便燥結皆液虧火燥所致前議西昌極是吾無間然爰以育陰和陽化痰泄風是亦一道也

生地 麦冬 橘红 平川貝 石决明
河膠 蛤殼 茯苓 北沙参 雪羹湯代水

俛 内傷寒熱 虛勞

病久元神虧損漸有寒熱時或火升不可苦寒傷胃

咳嗽加桑皮百合枇杷葉

咯痰加川貝

咯血加童便藕節 百合生薏仁

泄瀉者去生地天冬 加萸肉生芍大棗 蓮子

脈弱加人參

潞黨參 於朮 歸身 青蒿 煨薑

製首烏 茯苓 廣皮 大棗

某 夢遺盜汗

臍下築築動悸。夢遺盜汗。皆肝腎下虛之明徵

熟地 川石斛 紫石英 茯苓 棗仁

牡蠣 柏子仁 沙苑子 杜仲

周 右二十八歲產後虛損

產後四年。經仍不至。因悉腹痛。䐜脹。溏泄。脾胃大傷。氣血何由生。此損怯可慮

歸身 金花 青蒿 炙朮 砂仁

白芍 茯苓 丹皮 廣皮

王 四十四歲

下部之力耳鳴俾難經云精不足者補之以味也

綠魚膠 生地 川石斛 茯苓

炙龜版 沙苑子 杜仲 楮實子

復診

真陰大虧涉四月陽升之時病之不愈固無足怪

然欲勝甚而精關不固最為要劑之端於擬

虛勞

三

人參固本丸為扣望其轉機若何

人參固本丸加

五味子　川石斛　懷山藥　旱蓮艸

人參固本丸

治肺腎兩虛勞熱咳嗆盜汗滑泄清金降火

人參　熟地　生地

天冬　麥冬

潘　右二十歲　經停寒熱

寒熱久延欬嗆火升天癸未行脈虛數損門可慮

生地　鼈甲　青蒿　川貝母　地骨皮

丹參　當歸　桑皮　十大功勞葉

張　四十二歲

久欬屢屢失血真陰虧損可知嘔逆徹夜身熱

經旨營出中焦，又云脾胃為資生之本，中無托據，殊為可慮。

枳朮 半夏 茯苓 青蒿

熟地 麦冬 橘紅 十大功勞葉

鄒

脊為督陽經行之地，黃昏為陽中之陰，于此時則微寒熱，其陽邪留着可知，至損奇經營衛不循，痛所不通。宗此意為治。

鹿角片 製首烏 秦艽 歸身 丹皮

虛勞

四

鱉甲　青蒿　桂枝　仙半夏

華　午後潮熱

午後潮熱不退陰氣漸虧中土雖得稍振非久所寓交節新劇尤爲可慮

青蒿　鱉甲　於朮　黃耆　陳皮　砂仁

丹皮　骨皮　茯苓　穀芽　十大功勞葉

王

盜汗之加納減不還治從勞倦門仿玉屏風散加味

玉屏風散加

濟效玉屏風散

止自汗

防風　黃耆各　白朮各

每服三加薑三片水煎

茯神 棗仁 柏仁 陳皮 木香 淮麥

華復診

適世方有效食不運胃楚之加皆虧損之象兼進

培元

鱉甲 鹿角霜 歸身 鷄首烏 杜仲

焦朮 素高 白芍 穀芽 砂仁

吳四十九歲

不耐煩勞悸動之加由心腎不交真元衰弱理宜

填補培其化源

虛勞

五

吳球河車大造丸

治虛損勞傷咳嗽潮熱

紫河車 敗龜版童便炙

黃柏 杜仲酥炙

酒浸懷膝 天冬

地黃砂仁 茯苓同煮 酒糊丸

夏月加五味子

嚴氏濟生歸脾丸

治勞傷心脾怔忡驚悸盜

汗虛熱不眠腸紅崩漏

黃芪 歸身 茯苓 人參

木香 棗仁 白朮 甘草

遠志 龍眼肉

熟地 淡蓯蓉 杜仲 巴戟肉 天冬

歸身 杞子 遠志 茯神

又另服河車大造丸 濟生歸脾丸

王 二十九歲

秋得春膈又復見紅陰損之體漸及中土納減便

溏宜滋不礙脾

生地 麥冬 山藥 白芍 地骨皮

旋胖海參 北沙參 扁豆 穭豆 糯稻根

陸 二十八歲

四君子湯

治陽虛氣弱脾衰肺損
飲食少思羸瘦面黃脈細
軟

人參　茯苓　白朮
炙草

產後三載，經未通行，內熱腹痛，甚則泄瀉，脈弦
短數，近時咳痰顯然，及中犯勝損門，可慮也。治
從中治，以土為萬物之母耳。

四君子湯加

歸身　白芍　川貝母　玉竹　木香

趙　三十歲

腎為胃關，主二便，子虛必借資母氣，陰精無以上朝，
肺為百脈之總司，腎為一身之根蒂，二藏既傷，
其不近損症幾希。

虛勞

六

熟地 麦冬 菟絲子 炙艸
狗脊 白芍 五味子 鍋巴湯代水

華 四十五歲

咽乾音不揚兩耳失聰水虧則火炎治在藏陰
生地 麦冬 人中白 沙參
天冬 川貝 雞子清 知母

朱 十八歲

中年體質柔脆下有滑泄上有咯血兼之久瘧纏綿入損門易為奈何

製首烏　知母　懷山藥　杜仲　地骨皮
牡蠣　平川貝　茯苓　黑穀建蓮

趙

脾脈榮於口脣口脣乾燥脾津不能上達即達
中治胃中空虛故嘈雜諸恙已愈與足太陰
親切有從此立方
潞黨參　米炒　茯苓　麥冬　扁豆
炙草　白芍　懷藥　藕肉

徐

虛勞

七

前議益善育陰液血止神安佳處也復感邪古無表邪俟其稍解便進補劑良以虛損之症值夏至將來之候愈宜靜養迎其生氣所謂靜養者節飲食遠房幃陶性情也勿以荒唐遇秘則幸甚

人參　麥冬　焦穀芽　扁豆

熟地　川石斛　平川貝　建蓮

冬

脊為腎督經行之絡痛勢不休陰氣必傷前法尚少育陰加之當有應驗

鹿角霜 歸身 生地 丹皮

鱉甲看 白芍 料豆衣

徐

恙久百脈空虛值夏至陰陽交際病情不藏固無足怪所慮者胃納少思中無把握安望其生金益氣而三伏亦難以上供倘脈象數奈何

人參 麥冬 石斛 沙參 茯苓

華 三十六歲

熟地 川貝 地骨皮 扁豆 十大功勞

虛勞

八

素體本虧，肝鬱乘脾，左脇板滯而背膂亦疼，心疾味鹹，氣易上逆，其源總由水不涵木，金反受侮，理宜乙癸同治，佐以清金養水之策。

熟地　山萸　麥冬　丹皮　淡菜

牡蠣　茯苓　橘紅　沉香汁

鄭　四十一歲

肢冷下部痿弱，脊背發熱，手足麻痺，據述雖盛夏，仍然惡寒，知其陽衰而督脈不用，知從升陽溫煦奇經。

鹿角膠 菟絲子 歸身 沙苑子
鹿角霜 杞子 杜仲 補骨脂

陸 二十一歲

脈象細數勞損最忌已屬難治且納減便溏咳嗆盜汗坤危土無權中無把握奈何

於朮 歸身 麦冬 川貝母 地骨皮
白芍 茯苓 炙草 十大功勞葉

孫

腎為胃關又主二便食則水瀉脾腎兩虛之後

九

虛勞

天億知

熟地　茯苓　菟絲子　橘紅
炙芪　乾姜　北五味　穀芽

周

氣體素虧夏初腎失封藏脾弱益甚欬痰頗多胃納不旺理宜扶中益氣以合陽生陰長之義

六君子湯加　麥冬　穀芽

六君子湯治脾胃虛弱飲食不思之患滯挾痰欬嗽食難運化嘔吐吞酸方四君子加入陳夏不特為脾家治痰而半夏入胃可交通上下陰陽之神妙也

復診

前方扶中益氣胃納頗旺欬亦稍減所慮瘥弱

脈不靜夏至節宜慎

黃耆　麥冬　茯神　川石斛　南棗

黨參　橘紅　炙艸　五味子

陳　三十七歲

腰脊痛如折腎督傷氣治宜補養

熟地　川斷　菟絲餅　當歸　絡石藤

杜仲　鹿角霜　狗脊　茯苓　猪腰

過　右

久嗽失血復經崩漏身熱盜汗羸瘦納減

虛勞

十

屬勞倦擬甘溫益氣冀其生化有權

黃耆　麥冬　歸身　新會皮　地骨皮

炙草　茯苓　白芍　青蒿　十大功勞

趙　十九歲

積經四月羸瘦身熱納減便泄中州餒知腳焦

短濟難治之症

桂枝　茯苓　青蒿　當歸　砂仁

炙艸　廣皮　丹皮　白芍

朱

水虧火亢水火未得既濟之功脈弦數舌色絳小便艱濇姑參造化之理黃河之水天上來人身則金能生水水生則肝火斂而胃有資矣丹溪陽二之論同一義也若以通利之劑當無是理

天冬　百合　茯苓　淡竹葉
麥冬　燕窩　秋石

復診

苦寒剋伐過多胃氣大傷不容穀食大便溏泄中宮乏砥柱之權舌絳無苔柔土以散津之郁脈之

虛勞

散乃非有餘也仲景脈弦爲減耳擬金匱麥門冬湯益胃生津望其增穀是爲王道

人参　茯苓　炙艸　建蘭葉　橘白

麥冬　扁豆　粳米　香稻葉

潘 二十歲

馬刀挾癭瘰癧虛損見端

生地　川貝母　丹皮　澤瀉

淡菜　夏枯草　茯苓　橘紅

錢

六味地黃丸

治肝腎不足真陰虧損

熟地 萸肉 懷藥

茯苓 丹皮 澤瀉

先天付畀不充咽乾微熱之症已久延仿錢仲陽法

六味地黃丸加 麥冬 玄參

徐 二十六歲

經云腎者主水受五藏六腑之精而藏之今封藏失職水漸虧而火漸亢斯百病生矣診脉傾弦長沙脉法謂之減也甚則遺精無度溺有淋濁之慮宜難圖治拙見以壯水為主俾得水火無偏勝之憂斯陰平陽秘精充自濟耳

熟地 杜仲 萸肉 龍骨 川石斛

十二

虛勞

龜版　懷藥　石蓮　牡蠣

袁 二十五歲

耳聾有年背疼不已咳嗆盜汗水虧而攝納無權漸延損怯宗乙癸同源義

熟地　雲磁石　天冬　橘紅　五味子

杞子　茯神　麥冬　淮麥　柏仁

吳 五十四歲 右

屢屢失血氣逆而嗆更有漏瘍填補奚疑但胃納少寒熱無期治非易易

熟地 紫石英 青蒿 丹皮 沉香汁
麦冬 北沙参 茯苓 藕節 糯稻根

復診
服滋陰而帶下亦愈嘔吐亦止胃納稍可加餐是為佳處惟欬逆不止治從金水藏源

熟地 懷藥 茯苓 北沙参 糯稻根
麦冬 川貝 扁豆 放肝海参 橘红

潘 三十六歲
脅痛偏左每于五更為甚且兼欬嗆脇痛肝肺腎

虛勞

十三

並虧，理宜補養，防其見細。

熟地　懷山药　茯苓　杜仲　紫降香（鎊片）

萸肉　麦冬　平川貝　橘红　络石藤

何　六十三歲

右半腹蠕動，饑則劇，治從中虛，與建中法。

小建中湯加

當歸　牡蠣　杞子　茯苓　沉香汁

小建中湯

温脾和胃，小小建立中氣，痞而氣帶者忌用

桂枝　白芍　炙草

飴糖　生姜　大棗

鄭

久咳痰瘀，骨蒸肉削，損怯重症，脈空數，大便溏濕

土司令宜顧脾胃
六君子湯加 甜杏仁 地骨皮 薏仁
青蒿 縮砂仁 十大功勞

顧
氣口大於人迎為內傷不必前議東垣論從脾胃
治王道未能速功
黃耆 茯苓 歸身 穀芽 砂仁
冬朮 炙草 牡蠣 茯神

過 二十二歲 虛勞 十四

瘰癧火升損象甚著胸脇脹而氣少降邑在工之

少陰厥陰

旋復花　牡蠣　生地　紫石英

夏枯草　川貝　茯苓　沈香汁

李　三十六歲

痿黃乏力納穀不運此勞倦傷脾

黃耆　枳實　茯苓　陳皮

冬朮　穀芽　澤瀉　砂仁

俞　四十一歲右

羸瘦脈濡便溏不運經云營出于中焦脾胃既虧經自不行而損怯由焉從生化之源圖治

異功散加

青蒿　丹皮　穀芽　砂仁

異功散四君子湯加陳皮也

朱　三十六歲

嗜酒傷脈屢屢失血咽痛痰粘作渴陰精不主上奉恐延損怯

霍斛　生地　川貝母　人中黃　枇杷葉

麦冬　元參　知母　雞子黃

虛勞

五

顧 二十歲 右

內熱久延，起于湧泉，下午入夜則劇，經行復愆，脘痛則嘔，脈來虛數，勞損重證，草木難期速效。

金石斛　香附　丹皮　陳皮　益母膏

大熟地　鬱金　茯苓　砂仁　十大功勞

某 四十二歲

天癸已竭，藏陰不復，咳則左脇痛，臥必左眠，肝腎同虧也。

熟地　茯神　麥冬　雞子清　藕汁

天冬　川石斛　川貝　胖海參

潘 女十七歲

足痿枯瘦麻木不仁脊強肋窮經行復斷先天精血不充損症難愈

懷牛膝 桂枝 杞子 豬脊髓

張 五十六歲

向飲火酒熱蒸煩心耗液欬痰消瘦寤不成寐胃少納穀易饑離象中虛必得水以濟之乃成既濟之功丁火既則生戊土胃自旺而能細矣大便本澀而艱燥臟腸亦先已下行診脈左寸關頗弦肝風易鼓不得不預為之備耳

虛勞

十六

人參　茯苓　遠志　麦冬　橘紅
生地　棗仁　柏仁　玫瑰花露

朱　四十六歲

煩勞陽升。汗泄寐少。無非心腎失交。填陰潛陽是議。

熟地　川石斛　棗仁　牡蠣　遠志
龜版　茯苓　五味子　淮麦　大棗

楊　四十歲

氣從左虧。又因勞力傷絡。因外失血色紫瘀經血載。咳痰見紅。消瘦怯弱。不得寐。不知饑。胃陽漸餒

中無把握氣逆痰鳴大便黑溏猶屬痰象脈細數澀此
春升之令因守失司喘脫可慮鞭長莫及聊盡人工

人參　茯苓　紫石英　糯稻茶

懷膝　橘紅　胡桃肉

朱　四十三歲

脈細芤數氣不歸原欬痰身熱屢經見紅因循三至
重春喘脫甚易理宜填納但口黏味甜肺胃少
痰立方頗難措從加味溫膽湯佐以鎮逆聊以
塞責耳

虛勞

三因溫胆湯
治心胆虛怯觸事易驚
氣鬱生涎夢寐不寧
半夏　枳實　橘紅
炙草　茯苓　竹茹
生姜

十七

熟地　麥冬　宋半夏　沉香汁　碁子青鉛

竹茹　茯苓　橘紅　紫石英

薛

先曾血淋继則溲濁腎陰内虧脾元亦弱故食後不運而發瘡痍此可徵也正涉濕土司令入夜微熱盜汗脈虛數再為易入損門須立齋先生治愈

六味地黃丸方去萸肉加

冬术　益智仁　川石斛　菟絲子　川萆薢

另服威喜丸

吳

冬藏之令失司血來紫色成塊欬嗆味鹹春季延綿陰虛不復腎真少攝納之權肺金之清肅又司二藏同病脈形虛細氣鼓此鎮納肅降為目前之要務矣

甯淡菜　麥冬　平川貝　料豆衣

懷牛膝　北沙參　參山漆　藕節

某　四十二歲

肝腎下虛虛火上炎居牙齦腐爛延久漸歸咽乾音出不揚漸有喉癬之處且兼便血大便甚燥脈

虛勞

十八

形虛短濇數其咎顯著

生地　天冬　人中白　北沙參　細川斛

玄參　麥冬　雞子清　豬膚湯代水

又　此第三診　廿二診肅肺之方

會厭為吸門三陰之脈循喉嚨前得滋藥而稍潤

因斷可知轉用肅肺而其陰脈象仍然再從金水二

藏調之

人參固本丸加　元參　川貝　知母

桔梗　人中黃　豬膚湯代水

人參固本丸

治肺勞虛熱咳嗽咯

血肺痿諸症

人參　天冬　麥冬

熟地　生地

趙 四十三歲

肢寒節痛不思納穀陽衰胃虛顯然

鹿角膠 潞黨參 麥冬 益智仁 小茴

菟絲餅 茯神 穀芽

周 五十三歲

操勞過度欬痰幾年津液必傷以致氣不歸原

形瘦精弱胃納減少脹虛氣鼓損精大都枯

擬養胃生金宗內經聚於胃關於肺之旨

其陰來復如何 虛勞

十九

黨參　茯苓　扁豆　紫石英　五味子
麥冬　宋半夏　炙草　生蛤殼　胡桃肉

二診

脾為生痰之源，肺為貯痰之器。夫水穀入胃，精氣游溢，輸于脾，歸于肺，此經之旨也。咳痰雖多，為因生氣久延，肌肉消瘦，氣易上逆，脹形虛氣皆是咎徵。

六君子湯加

紫石英　麥冬　沉香汁　地骨皮露

三診

前方頗適 惡減 痰少 此為佳處 惟氣易逆 脈短芤 總由元海根蒂不固 衰脫之機可慮

黨參　枸杞　麥冬　紫石英　地骨皮露
熟地　茯苓　五味子　沉香汁

四診

諸恙雖覺安適 而惡起辰巳 先四末微寒 營衛造偏 實由脾胃之虛 虛不肯復 謂之損 此最難奏效者 氣之攝納在腎 系景岳法

虛勞

二十

六君子湯加

熟地 五味子 牛膝 紫石英 十大功勞

五診

連進扶脾化痰補腎納氣之法僅獲小效而神脈不旺上午微熱中脘不暢仍患咳嗽夾暑着傷氣奈何

六君子湯加

青蒿 丹皮 海石 沉香汁

朱 五十四歲

久咳消瘦骨蒸舌濁痰黃胃少納大便溏脾胃

日屬肺金日索子母同病漸延損門

異功散加

川貝母　麥冬　地骨皮　十大功勞

張 三十八歲

陰虧陽亢湧泉熱甚口乾少寐此水火失濟

之象也盛暑陽外陰內而納穀減少參東垣法

西洋參　不合　建麴　黃柏　知母

麥冬　扁豆　廣皮　茯苓

另服水泛六味地黃丸

虛勞

二十一

宋

肝腎下虛神魂失守悸動少寐多夢紛紜耳鳴嘈雜氣致升逆丹溪謂自肝而出症自春升至此水火失交恐多變幻

熟地　龍骨　遠志　紫石英　雞子清

阿膠　茯苓　牡蠣　沉香汁

張女

下損脊骸足痿筋攣經來斷續甚少先天付畀本虧後天精血不備諒難圖治

熟地黃　川斷　鹿角霜　狗脊　木香
懷牛膝　茯苓　川石斛　杜仲　杞子
鹿角膠　歸身　豬脊髓

黃
肺病久經不愈，全憑胃氣為養，或為寒熱，或欬臭痰。經云：熱在上焦，清肅之令不行，肺為嬌藏，易損難復。
西洋參　茯苓　桑皮　川斛　橘紅　扁豆
麦冬　炙草　地骨皮　川貝　蛤殼　粳米

虛勞

二十二

鄒 二十六歲

封藏不固，天一素虧，入夏陽光上亢，晨起咯痰帶紅，口乾，胃納不旺，脈芤細，陰精少當，法宜滋養。

生地　川貝　杜仲　芡實　枇杷露

阿膠　麥冬　扁豆　藕汁　地骨皮露

張 四十三歲

陰虛內熱，發于夏令，愈于冬。經云：耐冬不耐夏，滋養奚疑。

生西洋參　女貞子　丹皮　石決明　佛手乾

原生地　旱蓮草　白薇　川石斛　玫瑰花露

歸芍異功散即前異功散加歸身白芍也

錢 女十八歲

外傷發于尾閭偏腐久不收口此命門肝腎之部內損絻纏。近則微寒熱胃少納經停不至虛怯甚著怯從生化之源

歸芍異功散加

炒穀芽 砂仁 玫瑰花露

全 三十九歲

肝腎內虧憂愁勞鬱動陽升失血屢發素患夢遺封藏不固眩暈多畏懼皆是咎徵除此陽升最宜

虛勞

二十三

静養節勞為要

生地　茯苓　白芍　石决明　胖海參

阿膠　棗仁　懷膝　絲瓜絡　雞子清

復診

六劑後至夏至節諸恙向愈照原方加

秋石水拌烘人參　麥冬　川貝　橘紅　藕肉

施　二十三歲

咳嗽自去冬着寒起延久正虛潮熱再作汗出已

多營衛造偏脈短色奪損怯可慮

製首烏 半夏 茯苓 甜杏仁 地骨皮
潞黨參 麥冬 橘紅 生蛤殼

周 五十五歲內傷喘病

驟然喘急汗泄無表症此屬內傷積勞以致炁不
歸原擬進填納勿冀其勢緩爲幸

大熟地 懷牛膝 五味子 紫石英
淡蓯蓉 麥冬 沉香汁 茯苓

虛勞

二十四

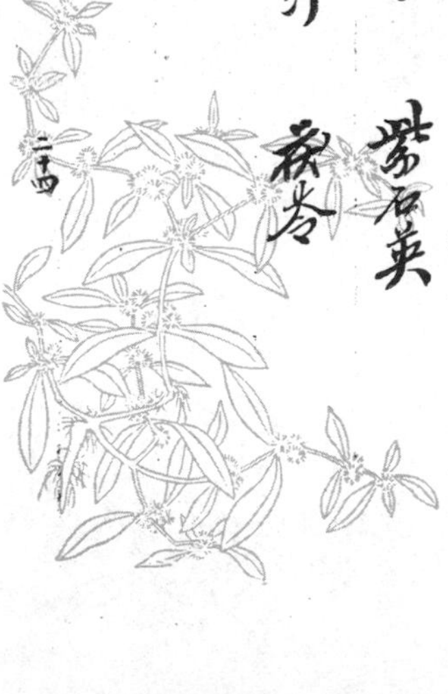

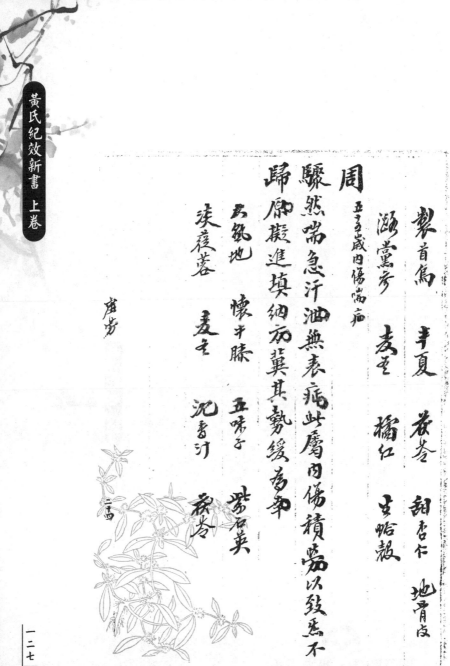

國醫黃雲臺臨床醫案秘本

名醫家珍系列

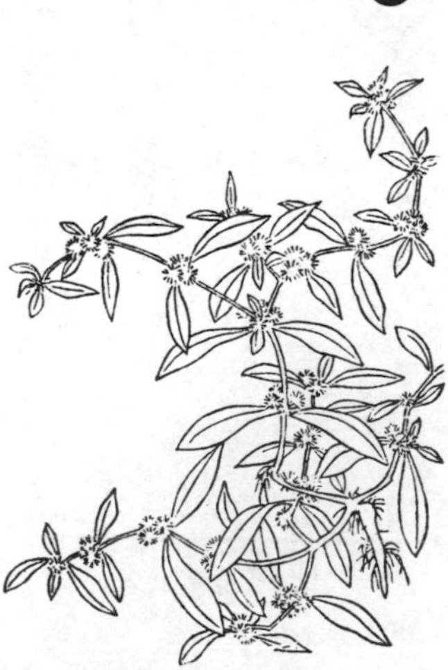

開卷有益・擁抱書香

朱奉議宋人名肱著傷寒百問書

豭鼠矢湯

兩頭尖即雄鼠屎

韭菜白根

肝胃 卷五

方 少腹痛

少腹氣攻作趨大便或通或結食後不運甚虛

氣虛從六腑宜通陽

當歸 沉香 小茴 香附米 枳殼

白芍 砂仁 青皮 茯神

二診

腹痛仍然大便不通矣氣閉宜通泄厥陰參朱奉議法

吳萸 金鈴 歸須 延胡 韭菜根 兩頭尖

小建中湯
桂枝 芍藥 炙草
飴糖 生姜 大棗

許 三十六歲 脘痛嘈雜

脘痛嘈雜脉弦短澀此為營虛仿建中湯辛甘化陽

小建中湯加

歸身 茯苓 柏仁 橘紅

曹 六十三歲 肝氣入絡乘脾

肝氣入絡脇痛乘脾則瀉漸延浮滿口甜嘔酸喜熱

絡陽衰濁聚易成腫脹

吳萸 茯苓 澤瀉 豬苓 薏仁

川樸 蒼朮 陳皮 乾姜

期門穴在乳下第三肋隙處

三味旋覆花湯

金匱治肝着

旋覆花　新絳

青葱管

李　三十二歲

期門是肝之穴其刺痛延久不已通絡是議

旋覆花湯加

歸鬚　柏仁　延胡　紅花

華　五十五歲

肝胃不和已久兼之真火本衰以致脾元不運宜溫中為要

桂枝　胡蘆巴　茯神　砂仁

大茴　巴戟肉　香附

鍋巴湯代水

二

左金丸 又名六一丸 萸連丸
治鬱怒不平肝傷脇
痛脘痞々痞々脹吐酸
一 萸汁炒川連 六兩
鹽炒吴萸 一兩

金鈴子散
肝氣鬱熱脘脇少腹
痛楚
金鈴子 延胡索

周 二十七歲 瘕攻作脹

前以辛酸兩和胃熱據云々痛則々瘕攻作脹氣上撞心飢不欲飲皆厥陰為々病顯然正經旨風氣主之中見少陽擬苦辛兩泄為治

左金丸 金鈴子 延胡索 香附
青皮 白芍 廣橘紅 山梔炒

張

陰虛之體值風木在泉上有少陽火氣食入易嘔木横之徵甚曾見嘔辛燥難進取酸先入肝而宜於胃者

此系戊己湯者即左金丸加白芍也
前日戊己湯之方乃四君子湯加陳皮白芍也

木香　霞天麯　茯苓　神麯　檳榔
烏梅　建蓮　白芍　穀芽

謝　四十九歲　肝脾胃
腹痛四十餘日為欲嘔吐寒熱其為肝脾胃可
知宜戊己湯加味
川連　白芍　青皮　香附米
吳萸　生姜　半夏　烏梅

尤　三十二歲
嗔怒寒熱脘痞脈細弦數宗經義木鬱達之
肝胃

柴胡　廣鬱金　砂仁　白蒺藜　建曲

丹皮　香附　薄荷　山梔

部　肝邪夾飲

脘痛徹背吐酸則適肝邪夾飲間欲咽痛中間少

陽化火之謂

左金丸加　姜半夏　廣鬱金　老蘇梗

茯苓　延胡索　炒麥芽

楊　六十八歲瘕瘕攻作痛

瘕聚作痛自臍攻衝雖大便泄氣不減知非府病病在

景岳煖肝煎

治肝腎陰寒小腹疼痛疝氣等症

當歸　杞子　茯苓

小茴　肉桂　烏藥

沉香　加生薑

肝絡衝任之脈脈弦數喜揉按延久正虛虛則喜實也

議宗景岳煖肝煎意

蓯蓉　杞子　吳萸　金鈴子　沉香

當歸　白芍　橘紅　青皮　川楝

徐

脈弦而遲痛甚先曾嘔厥口甜痞滿不渴係足陰冷積于中脘詢知素飲寒涼多食生冷其發病之由也

吳萸　蒼朮　姜夏　香附　鬱金

川朴　茯苓　橘紅　蔻仁　查炭

肝胃

四

陳 中虛脘痛

中虛脘痛，屢投建中獲效，茲每發於夏，即夏日伏陰在內也。

白芍　吳茱　飴糖　鬱金　蔻仁

煨姜　當歸　大棗　九香蟲

周 右

嘔多傷胃，病久入絡，故嘔出紫血，未食則嘈，既食則脹，便結燥黑，帶下綿綿，營虛之象顯著，棘手症也。

人參　姜渣　當歸　鬱金　新絳　玫瑰花

姜夏 烏梅 白芍 紅棗 人參山漆

二診

連進大便色黑微溏氣已通而痛時作掣引胸脇背部不可捫按甚至嘔噦苔白不渴猶是肝邪犯胃入絡脈虛微而弦遽屬常淋綿以正氣漸虧攻補兩難究屬棘手

半夏 茯神 香附 生牡蠣 麥芽 新絳

白芍 鬱金 沙苑 金鈴子 金柑皮

謝

體虛鬱勃氣滯鬱則生熱熱來多汗熱退汗出頭

肝胃

五

黃鶴丹

川連 香附 台烏 治氣
肝氣鬱得宜存第一見
趙雅新半稿云未改遺
人所擬第二方即青囊
丸乃烏藥香附因為丸
治寒肝氣爲江湖效
方云云

脹煩悶口黏味鹹入暮則腹痛便溏揆之病情因傷
肝鬱居多脈形濡數症及一月殊非易治姑擬三千解

黃鶴丹加味

川連 半夏 廣皮 赤苓 淡芩

香附米 建曲 佛手 澤瀉 地骨皮

仝 五十六歲 曹 雜

起自瘕攻作痛痛止嘈雜腸鳴脇處通補是議

姜半夏 煨姜 歸身 柏仁 鬱金

麥冬 茯苓 白芍 橘紅 大棗

射干麻黃湯方
射干 麻黃 生姜
細辛 紫菀 冬花
半夏 五味子 大棗

張 濕熱咳嗽

咳吐痰濁黃臭濕熱蘊鬱于肺使然

半夏 茯苓 杏仁 神麯
竹茹 橘紅 薏仁 通草

林 五十五歲

金匱云咳逆上氣喉中水雞聲射干麻黃湯主之

射干 紫菀 杏仁 桑皮 旋覆花包
麻黃 橘紅 蘇子 茯苓 沉香汁

外感咳

麻杏石甘湯

麻黄 杏仁 石膏
甘草

大青龍湯

麻黄 桂枝 甘草
石膏 杏仁 生姜
大棗

衛 四十六歲

驟然咳嗽音啞由風温襲肺經年不爽甚則咽鼻仍清涕脈象弦數不可與虚損同日語也姑從仲聖法

金匱麻杏石甘湯加

半夏 細辛 茯苓 橘紅

二診

服前方咳減音揚久蘊之邪有欲出之機宜乘佳處而頸項強又屬太陽見症再擬仲聖青龍湯治愈

大青龍湯去薑棗加

細辛　半夏　茯苓　橘紅

三診

諸恙稍減惟右耳尚鳴胃知納仍通太陽之開兼調陽明之闔斯盡善矣

桂枝　半夏　川朴　紫菀　橘紅

杏仁　細辛　茯苓　甘草

四診　轉清化

前以辛散表寒已撤而裏之邪延久化熱尚未解熱故咳嗽咽微痛脈仍弦而帶數再當清肅和陽

紫菀　平川貝　半夏　麦冬　桔梗
杏仁　黑山梔　橘红　元参　枇杷葉

五診　轉清養

脉象稍和知其肺火稍降矣據述咽中癢則欬嗽必由乎勞動是其元陰本虧有火逆凌金之慮遵經旨亢則害承迺制之意

生地　麦冬　甘草　桑皮　地骨皮
知母　茯苓　元参　平川貝　枇杷葉

六診

諸恙向安惟欬未盡已咽仍微痛經前加減

生地　甜杏仁　桑白皮　川貝母　地骨皮露

茯神　生白芍　元參　知母　枇杷葉

七診

欬甚不止兼之暑燥之邪因而咽乾微微痛且經久延其

為腎陰不足可知治從金水藏陰

原方去桑皮地骨皮茯苓枇杷葉加

天冬　沙參　桔梗　雞子清川連一分拌

八診

外感咳

三

金匱麥門冬湯

麥門冬 人參 甘草

半夏 粳米 大棗

欬嗽漸減而胃復不和午後滿悶欲嘔考古人久欬

不已都以胃藥收功遵金匱麥門冬湯加減

麥冬 甜杏仁 茯苓 白石英 沉香汁

半夏 人中白 桔梗 豬膚湯代水

九診

據述咽乾而痛則欬胃火來爍金之象宜壯水之

主以制陽光

大生地 麥冬 人中白 玄參 茯苓

雞子清 沙參 川貝 豬膚湯代水

趙 十六歲

驟然身熱咳嗽失音是風温襲肺所謂金實不鳴也

葶藶子 牛蒡子 橘紅 薄荷 黑梔

苦杏仁 淨蟬衣 桔梗 黄芩

周 四十六歲

咳嗽腥而又復吐紅此由熱蘊手經肺失清肅因經有其腥臭之論宜仿其意立治未可竟作肺癰治

枇杷葉 杏仁 黑梔 赤苓 紫菀

冬葵仁 桑皮 橘紅 薏仁 冬瓜子

外感咳

王 三十二歲

向来金水同治獲效今冬復萌咳嗆少痰音出不揚起自驚蟄陽升清金肅肺爲先

枇杷葉 麦冬 桑皮 茯苓 杏仁

平川貝 知母 地骨皮 橘紅 通艸

咳嗽 内傷 卷七

華 十九歲

咳嗆失音口乾咽痛

天冬 麥冬 桔梗 雞子清

平川貝 元參 生草 枇杷葉

張 五十五歲

藏燥咳嗽咳嗆咽乾宗仲聖法

甘草 小麥 大棗 知母

川貝 麥冬 玉竹

内傷咳

方 咳熏行痺右

先咳痰繼而行痺脈軟經停當養營通痺清滋肺

金經旨治節出焉

生地　五加皮　丹參　玉竹　山藥藤

當歸　平貝　麥冬　麻骨　嫩桑枝

張 三十四歲

久咳不已經言聚于胃關于肺也故甚則嘔而痰不易

且兼便溏與培土生金法

四君子湯加

麦冬　杏仁　蛤殼　砂仁　枇杷葉

顧　五十七歲

起自風溫襲膈由肺外達原屬正邁延及月餘欬痰紅濁粘膩甚多嘔吐盈碗津液大傷納少消穢氣升則劇脈來左細短數右乳大漸恐引動下元喘脫可慮滋燥兩難姑擬金匱麥門冬湯止逆下氣益胃生金是虛則補母之義

半夏　茯苓　[illegible]西洋參　紫菀　扁豆

麥冬　霍石斛　陳黃米一　橘紅　蛤殼

內傷咳

二

復診

前方頗安，痰亦少，左脈稍和，右關微弦，據述甚于夜半丑日前此天氣主少陽旺之候，且喜甜物，得食則緩，中虛可知，姑擬益胃生金法。

原方去淡菜、紫菀、洋參，加

人參　黃耆　紫石英

張

得食則咳逆稍平，填納無疑。

熟地　枸杞　於朮　蓯蓉　紫石英　五味子

黃芪 茯苓 當歸 橘紅 沈香汁

陳 三十歲

欬經半載痰黏濁厚古人云脾為生痰之源肺為貯痰之器見痰莫治痰識篤論也議六君子湯合仲聖法雖曾見紅勿泥於滋膩之例

六君湯加 麥冬 杏仁

高 五十三歲

二瘧後舊恙咳嗽轉劇痰頗甚脈濡而短浮分則弱中虛求助也當金匱法

內傷咳

三

麦门冬湯加
杏仁 薏仁 三兩互

華
冬至一陽初復脈稍和咳稍緩音聲將復皆佳兆
也下半日微有寒熱猶是本藏素虧
熟地 女貞 玉竹 靈磁石 三兩互

天冬　旱蓮草　丹皮　川貝母　十大功勞

錢

咳嗽痰多腹鳴溏泄甚在夜間從脾肺治

六君子湯加

青蒿　丹皮　麦冬　杏仁

丁

氣不納自少腹上衝鹹之枝上逆咳嘶劇矣遵經旨病升于四當固下元

熟地　茯苓　紫石英　五味子　杞子

內傷咳

四

牡蠣　橘紅　沉香汁　絡藤　淡菜

王　四十五歲

咳痰腥臭前曾失血勞倦則氣易升逆熱有遠泌此屬金水交虧因經云、欬大其腥臭是也與肺癰屬熱者有間

生地　川貝　茯苓　紫石英　牡蠣

天冬　麥冬　橘紅　沉香汁　白果

金　三十六歲因傷失飲列入飲门

欬嗽 痰飲 卷八

諸

瘧母因針而鬱澌胸中滿之氣加以痰飲上蓄胸膈不得仰臥明是土衰水溢縱橫氾濫之候擬仲景苓桂朮甘湯

苓桂朮甘湯加

杏仁 川朴 姜半夏

馬

飲停脾胃上逆為欬滿下注為溏泄中州為之日

痰飲咳

痰食不易運，仲景曰積也，崇土制之，以苓桂朮甘湯
苓桂朮甘湯加
薑半夏　橘紅　杏仁　蘇子　海浮石

二診
小青龍湯加　銀杏

三診
小青龍湯滌除飲滿，已得見效，而咳嗽究未盡。如前法皆陽藥也，元海氣根亦不可竟置不理，再與景岳法相兼。

景岳金水六君煎
治肺腎虛寒水泛為痰
或年邁陰虛血氣不足外
受風寒咳嗽嘔惡多痰喘
急等症
當歸 熟地 半夏 陳皮
茯苓 炙草 引生姜
此病服保金丸甚效

金水六君煎加
桂枝 紫石英 沉香汁 銀杏

倪
遇寒則咳劇喉甚則嘔酸此寒冷久伏肺腧難拔
病極
麻黃湯合二陳湯

某
此陰虛停飲之症也用金水六君為加蛤蚧尾、桂子、銀杏
蛤殼、症勢大減五更汗泄不寐畏寒原方去桂子、加熬

附子而愈

某

久病反復寒熱熱退咳嗽頗劇形神消瘦困頓疲羸

進補不受降肺稍安復診不應此下元大虛肺氣膹

鬱暫降故得小效然究非治安之策據述畏寒吐涎

沫陽微停飲可徵宗仲景溫藥和之之例

桂枝　半夏　茯苓　旋覆花

橘紅　杏仁　淡乾薑

吳

胃有停飲晨起必嘔粘膩之痰夜則身熱飲門不節

旋覆花　姜夏　茯苓　杏仁　沉香汁

前胡　橘紅　蘇子　滑石　姜汁

陳

素來肝腎陰虧火升淂清滋熄風而效但左脇下漉漉有聲是屬水停飲積之象然乙癸宜滋滌飲宜燥治法非易

生地　霞天麯　白蒺藜　醋炒香附

叔參　石決明　沉香汁　黃甘菊

痰飲咳

三

諸　四十五歲

欬由痰飲脈象沉微胷以下腫此命門火衰濁陰上冒擬

金水六君煎加　蘇附子　澤瀉

陸

氣不歸源痰飲窩踞久矣夫飲為水類水既盛則反侮
土經旨謂之賊邪長沙謂之橫氣浮腫所由來也診脈
沉緩舌滑不渴更可徵矣仲聖治水之法無他胷以下
腫當利小便而腎司二便古人補脾不如補腎且與四
飲治腎之意亦合

五苓散方加

人參 琥珀末 椒目 車前子 甘瀾水煎

晨起服濟生腎氣丸

二診

細繹病情無非積飲侮脾犯肺以致清肅失司不能下輸膀胱浮腫自下而上蓋由此也而氣不納喘日綵先生坎氣法甚是但未能通調水道故每以濟生腎氣丸早進再晚用五苓加減爲兩頭之策望其交節如何

五苓散方加 痰飲咳

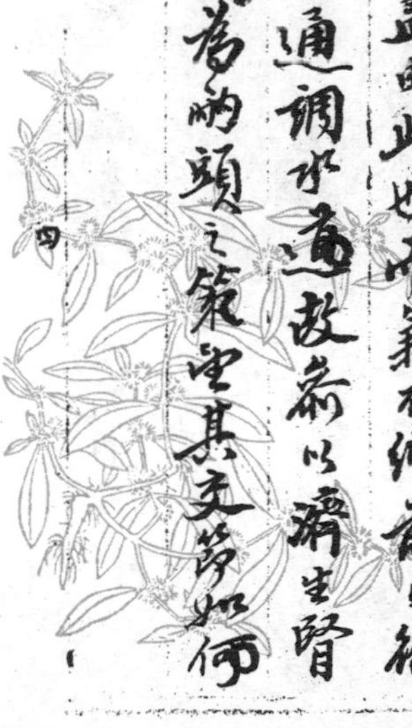

人參　琥珀末　橘紅　沉香汁　車前子

三診

投通利而小便稍長脹之沉者稍鬆然水濕浸漬代為勢濕熱薰蒸每易黃疸腹滿不減正值土旺之期脾易虛而水濕日熾殊為險途宜之但利其水捨此無他道也

萆薢　蒼朮　澤瀉　茵蔯　橘紅　黃柏
山梔　赤苓　豬苓　川朴　通草

萬　五十九歲

腹脹則氣滯，氣逆則欬劇不得寐，症由脾不能運
濕痰積飲胃絡

冬朮　半夏　旋覆花　茯苓　砂仁
枳實　橘紅　代赭石　五味子　沉香汁

張 七十三歲

兩進和絡，痛不止，又經嘔吐見血，此不獨肝病，顯然
積飲在胃矣。脈緩，舌濁膩，虛脘脘痛痞滿，面色鮮
明。飲門見象一斑，所以甚至見紅者，由肝入胃，胃為
之府，不盈科不行也，大不大便以數日，猶失司下行，每黃必

痰飲咳
五

汗泄掌腳高年正氣日虧最為可慮擬扶正滌飲而

人參 半夏 枳殼 香附

竹茹 橘紅 棗仁 乾姜

二診

諸恙略覺安適惟未大便已半月矣此營虧燥結峻劑未可輕進且左脇氣攻作痛揉之則漾上升之氣丹溪謂自肝而出者古方惟景岳濟川煎為穩

鹹蓯蓉 牛膝 枳殼 當歸

火麻仁 柏子仁 沉香汁

三診

前議溫潤寬腸仍未大便似胃欲便不得了了努且云
肢麻畏寒此是陽衰氣弱失司轉旋其腸亦痛處亦
喜溫暖則通尤屬可徵六腑爲陽以通爲用胃宜
降則和自然了了理逆症因頻經嘔吐胃氣逆行失
血之後幽門廣腸皆燥愈燥則愈結最難取速
緩以圖之濟以五仁通幽皆主通治沖非敢避峻耶

鹹蓯蓉　當歸　柏仁　麻仁　新會皮
懷牛膝　枳殼　松子仁　菟子

痰飲咳

六

吳

痰飲氣滯絡痹右胸脇痞脹時作咳嗽二便不爽

寸關脈弦遲時寒疼痹作痛不鬱似是之吝徵仿

黃鶴丹加味

香附　半夏　茯苓　蘇子　浮石

黃連　橘紅　杏仁　鮮竹瀝

另服指迷茯苓丸

二診

脈象沉弦痰飲竊踞奚趨且不渴饑大便不爽而

當脘偏右半胸腸痞脹午後為甚發背疹痛皆
是肺氣不能宣通胃陽失司下降宗長沙夫子通痺
治意

全蔞 半夏 杏仁 甘草 杜蘇子
桂枝 橘紅 細辛 茯苓 沉香汁

又

前議温中陽理脾運仍然口不渴自言痞在脘四
泛涎沫甚多此中陽式微痰飲窃踞仲聖治飲
要言不煩曰温藥和之以通陽泄濁為主

桂心　乾姜　半夏　川朴　沉香汁

茯苓　澤瀉　橘紅　陳秫　炒米湯代水

轉旋覆方加　鐵附塊

僧　五十八歲

脈沉弦氣上逆則欬吐痰涎妨于食胃中積飲肝邪橫逆顯然丹溪云上升之氣自肝而出及胃可憲

潞黨參　茯苓　生姜　蘇梗汁

旋福花　代赭石　半夏　沉香汁

全　三十九歲

下焦由腎藏不固，肝氣挾飲胸腸不快，或水泛溢，或腹鳴漉漉，大便溏塞，且性不喜甜味，此為明徵。診脈右虛弦，左尺弱，而腰後牽掣，耳鳴眩暈。前曾失血，水不濟木，秋冬加意攝納，節勞靜養，預防春升變幻。擬進丸藥緩調，大旨以填下熄風，佐疏利氣宗複方制之。

熟地　杜仲　半夏　香附　枳殼　橘紅

茯苓　湘蓮　甘菊　鹿筋　杞子　菟絲子

潼沙苑　霞天膠　豬脊筋　懷山藥煮糊為丸

痰飲方　入

外臺茯苓飲方
人參 枳實 橘皮
茯苓 生姜

華 三十四歲

噯吐酸水脘痛嘈雜中虛積飲之象間或嘔逆宗

外臺茯苓飲意

茯苓 半夏 潞黨參 薄橘紅 蓮肉
冬朮 枳實 知母 菟絲子 砂仁

顧 四十七歲

積飲着於肝胃之絡臍右沉滯動氣攻築築痛且嘔吐酸濁覺鬱鬱脹延已久久則化蟲蟲痛則不通恐豚腫滿脈濡弦其發頭落

雞肫 茯苓 白芍 霞天麴
厚朴 香附 川楝 南查炒

羅

右脇下痛食不運吞酸噯腐漉漉有聲是痰飲積於脾胃而清濁升降失司已經久遠豈能速效

茅术 半夏 旋覆花 瓦楞子殼
香附 茯苓 白芥子 薑汁 沉香汁

痰飲咳

九

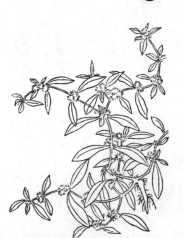

肺癰 卷九

陸 六十一歲

冬溫襲肺表熱惡寒咳吐臭痰熱在上焦恐延肺癰

牛蒡子 杏仁 馬兜鈴 前胡 活水芦根

冬瓜子 桑皮 黑山梔 橘紅 菩提珠根

謝 四十二歲

咳吐臭痰胸痛從肺癰治仿葦莖湯意

桑皮 鬱金 桃仁 橘紅 薏仁

冬瓜仁 紫菀 茯苓 活水芦根

二診

臭痰不止右脇隱痛肺癰無疑但脈應滑數而反覺軟數脈症相反最為難治仍擬前法

薏仁　葶藶子　桑皮　甜杏仁　蘆根

桃仁　川貝母　地骨皮　茯苓

夏　五十三歲

臭痰五載肺經蓄蘊成癰時致失血舌苔濁膩尚宜清肅上焦

桑皮　橘紅　赤苓　甜杏仁　喜捷珠根

地骨皮 紫菀 象貝 陳芥菜滷

沈 二十七歲

痰自去秋風邪蘊伏上衝清肅失司致欬吐濁痰腥臭
有肺癰之累脈形頗數清上為要

桑皮 杏仁 橘紅 象貝母 川通草
杜蘇子 紫菀 茯苓 菩提珠根

陳 五十九歲

欬嗽痰臭脈數見絡肺癰垂成

桑皮 杏仁 薏仁 橘紅 活水蘆根

肺癰 二

冬瓜子　紫菀　象貝　赤苓　陳芥菜滷

欬嗽 肺癰

咳吐紅痰脇痛先曾寒熱而起脈數例以肺癰治

來 四十八歲

桔梗錢 杏仁 紫菀 茜草 白糖拌炒石膏

炙草錢 麥冬 阿膠 薏仁 菩提珠根

慶兒

襁褓時曾多飲勁嬌藏受傷先咳血繼而腥臭甚劇

予歸驚駭且幼穉藥力難施尋思良久而有得焉

張石頑用鮮菰仁根打汁即宗之與以二三匙即霍然而

肺癰咳

愈真神方也

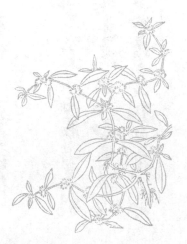

欬嗽　肺痿　卷十

張

經云熱在上焦因咳為肺痿已經一載咳必咽乾而痛是虛火爍金故音嘶嘶矣大便溏薄宜滋不得脾之品

沙參　川貝　橘白　秋石　雞子清

麦冬　桔梗　扁豆　甘草

費　四十歲

欬隨熱勢猶盛甚于晝而瘥於夜金氣薄則畏陽

肺痿咳

咳嗽延肺痿仿喻西昌清燥救肺湯

炙甘草　麦冬　生石膏（白糖拌炒）　河膠

枇杷葉　桑葉　杏仁霜　茯苓

徐　右　三十三歲

咳嗽自產後起延久日加消瘦甚則嘔而胃納少脈来濡弱知其中陽自餒胃肺痿之虞擬培土生金之法與內經營出中焦之旨最合

六君子湯加

麦冬　標果　蛤殼

闞 五十八歲

平素煩勞向衰年歲厥陽司灼耳鳴欬嗆上脘窒塞不舒近則寐少診脈短濇虛陰液日虧將交秋燥預宜生金益胃以迎其生生之氣來復恐延肺痿

西洋參　茯苓　麥冬　石決明

蛤殼　棗仁　青蒿　玫瑰衣露

汪 三十八歲

起自烟酒財朧熱蘊于絡欬經三載痰吐腥臭此嬌藏被殘肅清之令不行脈虛帶數恐延肺痿

肺痿咳 二

千金葦莖湯去桃仁加

川石斛　杏仁　花粉　茯苓　枇杷葉

岳　四十三歲

經言熱在上焦，脈虛數者為肺痿，汗易洩，時惡風，肺主皮毛，故幽唇口腐瘍，納穀減，為佐理陽明

茯苓　川貝　石膏　地骨皮　麥冬

玉竹　川斛　白薇　扁豆　枇杷葉

肺痿

曹

熱在上焦者因欬爲肺痿納穀消瘦微熱已經一載

擬培土生金兪希入長沙法

麥冬 生蛤殼 茯苓 地骨皮

半夏 北沙參 薏仁 廣橘红

李 四十二歲

久咳前曾痰胃纖氣且屢經見紅漸致失音此熱

在上焦恐延肺痿

肺痿

麦冬　枇杷叶　桑叶　茯苓　桔梗
沙参　川贝母　薏仁　地骨皮　雞子清

丁

咳嗽音瘂不揚吐涎沫甚多脈形虛弱金還肺痿之象咳逆上氣咽喉不利止逆下氣麥门冬湯主之然體質素虧最忌喘急

茯苓　半夏　桑皮　橘红　炙甘草
麦冬　粳米　地骨皮　竹茹　枇杷叶

二診

前進益胃生金頗效且得寐而咳減最為佳處但氣逆未和仍多涎沫柔金嬌藏大傷脈形如芤顯然可徵

人參　五味子　半夏　紫石英　桑皮　秋根參

麥冬　茯苓　橘紅　生蛤殼　杏仁　炒米湯代水

朱　二十歲

嗜酒爍肺咳嗆五旬不橈納食消瘦氣易升逆曾經失血肺痿可慮

霍石斛　生地　北沙參二　川貝母

肺痿

麥門冬 雞子清 茯苓 枇杷葉

蔡 二十三歲

欬久傷肺脈絡熱本宜涼藥但嗽甚則嘔胃已受傷金失所養漸致肺痿擬培土生金法

麥冬 炙杷 北沙參 蛤殼 竹茹

半夏 粳米 茯苓 橘紅 十大功勞

吐血衄血 内附络疵 卷十一

袁 右四十三歲吐衄並見

吐衄並來先曾崩漏經云陰陽之絡俱傷血從内外溢暴脫甚易也症非輕淺

人參 阿膠 白芍 茯苓 側柏葉

熟地 蘄艾炙 杜仲 牡蠣

程 右血後陰傷

血損陰傷且兼夢洩虛陽易動議介類潛陽法

生地 炙龜版 杜仲 川石斛 金櫻子

牡蠣　淮藥　湘蓮　芡實　猪脊髓

朱　四十四歲　勞傷失血

積勞傷陽陰失其守以致去年驟然失血經云陽絡傷則血外溢也血既去陰必傷時值盛夏陰不配陽故身覺熱而不耐勞動勢必發浮脹頭胃加非胃餘也仲聖謂之減胃納甚少亦宜柔藥養之經又云胃爲陽土得陰自安

生地　麥冬　料豆衣　地骨皮　湘藕肉

白芍　茯神　川石斛　扁豆

姚 二十七歲 失血不咳

失血不欬，古人都從衝胃立論，衝為血海，胃為之市。連進瀉衝、安胃立方，不應。發無措手，考之古方，莫如填陰、潛陽為穩，大便溏薄，兼調脾胃。

生地 牡蠣 淮山藥 紫石英 藕汁 炒米湯代水

魚膠 河膠 扁豆 牛膝炭 童便

二診

據述失血自勞力受傷而起，其血色紫成塊，兩脇下痛。連進前方諸恙向安，惟血未止耳，宗仲淳氣為血

吐血

二

師論

參山漆　牛膝炭　茜草　生地　扁豆

降香汁　清阿膠　茯苓　童便沖入

三診

繼進仲淳法，痛止而纔思未失血，既於陰精漸耗，非靜藥填陰鎮攝，恐日即於危險，尚宜慎之。

阿膠　天冬　淮藥　茯苓　紫石英

生地　牡蠣　扁豆　藕節　童便沖入

朱　右五十五歲　經漏後失血欬

失血敗衂前曾經漏此陰陽之絡俱傷血從內外溢延久不愈必損及脾胃所以納減而陋氣氣不歸原漸致火逆升氣治從脾胃為主參合金水二藏

於朮　黃耆　生地　沉香汁　五味子　扁豆

茯苓　棗仁　麥冬　紫石英　平川貝

陳　三十五歲　酒客喉痹失血

酒家濕熱薰蒸肺氣失司清肅咳頻咽痹且痛失血後熱爍動營之象先擬保腎以資天一之源

細生地　麥冬　茜草　元參　川貝　葛花

吐血　三

料豆衣　沙參　藕節　知母　茅根炭

周　十九歲　身熱失血

身熱失血熱退而出陽所見症無疑今欬未已而口渴此胃汁不朝程滕久亦最易成損宜早為之計

生地　麥冬　川石斛　扁豆

百合　沙參　料豆衣

華　三十歲　絡傷失血

絡傷失血溢塡塞空竅

牡蠣　阿膠　川石斛　白芨　雞子黃

曹 三十七歲鼻衄

大鼻衄盈碗盈盆是下田衝脉合陽明經旨會於睛明穴故之衄在上者取之下也議宗景岳法

生地 牡蠣 茯苓 牛膝

阿膠 天冬 川石斛 童便

徐 吐衄

大吐衄血並發經旨陽絡傷則血外溢也症勢重險姑以涼胃滌熱法

犀角地黃湯加 衄血

四

牛膝 麦冬 茯苓 澤瀉 茅根 童便

顧

失血後咽痛虛損未傳 咳嗆失音難治 擬定方法

生地 人中黄 麦冬 甘草 甜桔梗

元參 雞子清 北沙參 豬膚 代水

徐

左 三十二歲 絡瘀

酒客寒熱目黄 溲赤 嘔吐紫血 脘中痛 絡瘀之象

兼之濕熱二病 屬兩歧 以意解之

紫降香 黑梔 茵蔯 查肉 澤瀉 茅根

川鬱金 赤苓 丰拯 橘紅 紅拯

某 虛損數延法

曾經失血咳嗆失音咽痛虛損未復難治

原生地三錢 人中黃一錢 紫菀二錢 麥冬三錢 甜桔梗一錢 雞子清一枚

元參三錢 生甘草四分 北沙參三錢 白糯米百粒 豬膚湯代水

華 三十三歲 失血

味過於辛傷肺咳嗽失血以甘緩之

生地 茯苓 炙草 麥冬

川貝 藕節 天冬 蔗汁

陳 左二十九歲自鼻衄之後

衄血

五

脈左搏知陰虛陽浮少陰自昇血走陽上下耗損勞泄輕濇

熟地　牡蠣　杜仲　茯苓　龜版

萸肉　川斛　蓮鬚　菟絲子

朱　五十六歲　嘔血

嘔出紫血脘中痛平素好飲甚酒丹溪云云瘀留胃口胃絡

旋覆花　新絳　青葱管　歸鬚　紅花

降香汁　查炭　單桃仁　廣鬱金　麥芽。

周 十九歲 衄

血行清道為衄向曾牙宣體質陰虧陽光易亢平

補三陰

六味地黃湯加

河膠 牡蠣 廣皮 側柏炭

陳 三十四歲 怒發血症

真陰虧損冬藏失職偶因鬱勃動肝動則陽升

以致血症復發兼微寒熱脘痞氣滯寐則汗溢

頸項微脹脈弦芤帶數右大於左此風火未熄

衄血 六

議參其醫理其用藥冀得欵緩肝臟脈象漸平或庶幾焉

牡蠣　參山漆　丹皮　平川貝　藕肉　童便

阿膠　淮牛膝　赤苓　地骨皮　料豆衣湯代水

曹　二十五歲失血

失血屢發發必盈碗此衝陽升逆過冒胃為都會之初故象若此但氣血虧損胃納頗鈍中乏坐鎮之權恐交節變劇耳

西洋參　黃耆　茯神　麥冬　青鉛

川石斛　熟地　地骨皮　扁豆　十大功勞

張　左鼻衄痰紅

膂者腎之府，腰痛連背，而精不固，水虧於下，火炎於上，故有痰中紅色，發為鼻衄，治宜滋養。

生地　天冬　茯神　料豆衣

杜仲　川斛　湘蓮　豬脊髓

僧　咳血

今年土運燥金司天，起自失音，漸延咳嗆失血，時覺咽痛，體質水虧，春升木旺，木反刑金，長沙脈法為

衄血

七

橫四經云少陰之脈循喉嚨此等病及兩非易治者擬方

生地　麥冬　人中白　茯神　藕節

阿膠　北沙參　雞子清　扁豆　豬膚湯代水

張　咳血

氣不歸原咳血痰穢其色紫黯下焦肝腎虧損攝納之乏權脈沉弦弱尤為顯然且先患浮腫還延日久古人都從脾肺腎立法為柔木之道也喘脫易甚奈何

砂仁末炒熟地　麥冬　懷膝　茯苓　紫石英　青鉛

肉蓯蓉　五味子　車前　澤瀉　沈香汁　藕節

倪 四十歲咳血

咳嗽三載氣易逆屢失血陰虛挾飲兼肖肝氣右耳痛及咽喉滋養攝納為動

熟地 淡菜 茯苓 麥冬

海浮石 懷膝 橘紅 紫石英

孫 衄吐

大鼻衄兼行濁道為喉與鴻衝佐以鎮逆

大補陰丸加 懷膝 側柏葉 牡蠣

川石斛 元命星 紫石英

八

衄血

張 五十五歲內傷

因傷肝胃兩絡吐血色紫每先黑糞脘痛得食則安脈弦而緩其咎顯然

黨參　冬朮　當歸　茯神　遠志

黃耆　炙草　木香　棗仁　參山漆

吳 三十四歲吐紫血

因傷肺絡右脇痛吐紫血兩月不止宗仲淳氣為血帥治佐以泰隱和絡

生地　料豆衣　茜草　河膠　黑梔

參山漆　紫降香　藕節　廣鬱金　絲瓜絡

錢　四十二歲　鼻

血行清道鼻衄延久不愈治以滋陰和陽

生地　白芍　茯神　牛膝　旱蓮草

牡蠣　川斛　黑梔　女貞　側柏葉

朱　三十二歲　毒藥攻頭　鼻衄

毒藥攻頭鼻衄咽痛

細生地　丹皮　桔梗　生草　銀花

黑元參　黑梔　知母　鮮竹葉

衄血

九

梅 三十歲 絡傷失血

病久絡傷失血先曾膨滿鶩溏今則係紅之加彷

古人上下失血當從中治

旋花　茯苓　白芍　荊芥炭

黃芪　炙草　木香　煨藕節

千金云先見血後見便爲遠血宜黃土湯先見便後見血爲近血宜服赤小豆當歸散說與金匱相反張璐云金匱傳寫之誤因胃中受濕不能統血失其營運而下故宜黃土湯溫之若大腸受熱不能攝血運行過疾宜赤小豆當歸散清之

大便血 附小便血　卷十二

鄒　先便後血

金匱云先便後血此遠血也由來尚矣又因勞力絡傷腸下微痛脈濡芤弱宗歸脾法

黃芪　茯苓　棗仁　炒荊芥　伏龍肝

於朮　阿膠　白芍　炒地榆

李　三十歲　便血

便血五月不止悸動之病胃納甚少從脾失其統馭

大便血

黨參　茯神　木香　炒荊芥　柏仁

冬朮　棗仁　白芍　炒地榆　湖藕

劉　五十五歲　便紅脫肛

氣虛下陷，便紅肛墜，經月不止，中無抱攝，脾腎兼顧。

黃耆　冬朮　升麻　木香　茯苓　藕節

熟地　炙艸　柴胡　白芍　伏龍肝

陸　四十五歲　腸風

腸風之症，值風木在泉之時，少陽史化，經所謂亢則害也，純以濇之，未能取效者為此。

醫通云：腸風者，下之血清而色鮮，四射如濺，乃風性使然，素問所謂久風入中，則腸風飧泄是也。

又辨云：腸風下血，其血另作一派，濺出遠射，四散如篩，腹中作痛，乃腸胃氣衝擊毒所作也。黃連、秦艽、劉寄奴、於益、維衣、烏梅，啖服之，瘥。

潔古云：下血，防風為上使，黃連為中使，地榆為下使。

醫通云：下為大便燥結，血枯而下血，宜重用槐角。

華　二十五歲　腸風下血脫肛

防風　炒荊芥　黃柏　黑木耳

生地　白芍　焦米湯代水

腸風下血，兼之脫肛，宜升補中州。

黃耆　升麻　白芍　炒地榆　防風　炒槐米

冬朮　柴胡　炙草　炒荊芥　伏龍肝湯代水

全　七十歲　下血便結

圊血便結，老年陰血本虧，肝失其藏，脾失其統，故見象若此，宜養陰潤腸。

大便血

二

生地 丹皮 茯苓 穭豆衣

歸身 白芍 炙草 柿餅炭

華

瘡痍便血仿二妙湯

蒼朮 炒銀花 生地 茯苓 澤瀉

黃柏 炒荊芥 丹皮 萆薢 木通

徐 二十九歲 便血夢遺

脾濕腎虧泄瀉便血曾經夢遺仿黃土湯意參

黑地黃湯

二妙丸

治下焦濕熱

蒼朮 黃柏 炒為丸

加味牛膝名三妙丸

黑地黃丸

治腎虛濕熱腸紅久痔

炒蒼朮 熟地 各十六兩

五味子 八兩 炒乾姜 一兩

為末黑棗肉同搗為丸

金匱黃土湯方
下血先便後血○此遠血也○黃
土湯主之○
乾地黃 黃芩 炮附子三兩
阿膠 白朮 甘草各三兩
灶下黃土八兩

徂音祚往也

金匱赤小豆當歸散
治狐惑蝕於肛膿成○及大
便下血○
赤小豆三升浸令芽出曝乾
當歸十兩
右為散漿水服方寸匕
日服

伏龍肝 於朮 菟絲子 茯苓 穀芽
大熟地 木香 車前 澤瀉 湘連

薛 十八歲因傷便血
因傷勞傷便血久病身熱汗易泄自春徂夏脈濡芤
按經言勞者溫之○今以清泄營絡
黃耆 茯苓 白芍 鱉甲 丹皮
冬朮 炙草 木香 焦鍋巴湯代水

大便血

三

腸血用十灰丸亦止此時
叔澄也寄記

醫通集說：血之在身，有陰有陽，順氣而行，循流脈中，調和五臟，洒陳六腑。若損其陰絡，則下血發之。一為腸風；一為腸胃受火熱，濕與寒之鬱熱，燥濕怫鬱其氣，及飲食不節，用力過度，傷其陰絡之血；一為痔血；一為臟毒；一為腸澼；一為陰結；一為太陰燥濕血結而下；一為寒凝而下。

戴復庵云：鮮紅為熱，色瘀淡為寒。寒血因腸胃受冷，營行失度而下，四物加炮姜、吳萸。熱血因熱毒之氣，鬱於腸胃，或飲酒過度，及炙煿所致，四物加茜根、槐花、炒黃連、炒黑地榆之類。因冷飲中寒，雜食生冷，血為之凝而下，必腹痛色暗淡，宜附子理中湯，倍炮姜，加黃連。

陰結便血者，厥陰肝血內結，不得陽氣統運，滲入腸間而下，所謂陰之內結也。宜補中益氣，倍黃芪，加炮姜，寶鑑固平胃地榆湯。陰結屢赤是。

若肛門射血如線，點滴不已者，乃五痔之屬，以血痔法治。血濁而色黯者，為臟毒，蘊積毒氣，久而發見也，宜臟連丸。內傷下焦，血胎腹腸小腹下血，須桃仁承氣代抵當輩。便非對證大黃等。宿有血痞，因時熱下紫黑血，乃陷毒腸澼，陽明少陽經證也，升陽益胃湯。

南齊褚澄言：腸胃漏竅，便血殺人。余邑某說以壽身居台灣，後患腸血絲卅年，腸弄荷付抵烏丸治，約救。

導赤散
瀉心火與小腸之熱
生地 木通 草梢
竹葉

大補陰丸
滋陰補腎 陰虛火旺者宜之
熟地 龜板 黄柏
知母 猪脊筋為丸

溲血血淋 卷十三

張 六十三歲溲血
下虛溲頻澀痛去冬曾經溲血高年宜靜養節勞為要
導赤散加
黄柏 知母 茯苓 秋石

華 四十六歲血淋
挫損血淋溲痛通補兼施
大補陰丸加

西歸身　杜仲　拌辰衣　木通　草梢

張　七十三歲血淋

衰年血淋小溲不禁知封藏不固使然

六味地黃丸加

牡蠣　川石斛　桑螵蛸

六味地黃丸

治肝腎不足真陰虧損

熟地　山藥　丹皮

萸肉　茯苓　澤瀉

附小薊飲方

治溺血不痛

炒小薊　黑梔　當歸尾

鮮生地　滑石　草梢

炒蒲黃　藕節　木通

淡竹葉

致血淋痛甚血停蓄莖中割痛難忍宜用生地四物楝子紅花景桑宜用鹿角霜加　溺血者小便血也因絡中之血或得寒凝滯或過熱妄行失其常道溢滲於膀胱遂溺血不痛用小薊飲不止蒲黃散或四物小薊山梔琥珀滑石或膠艾湯　擬右案三症而人老氣一虛中年已後宜以培陰清化爲兼攝固也

厥即驟然卒倒昏迷不知人事之類

經言神有餘則笑不休神即心火邪甚也

石頑石張璐又號路玉吳人著張氏醫通

卒然昏迷眩仆身突時發時止為癇

痰火癇厥 卷十四

朱 濁痰上凌心位

據述寒慄則癎厥後善笑針手脘乃甦此濁痰上凌心傷必邪有餘故喜也古人多以龍雷定論可以石頑法治之

製附子　石菖蒲　龍骨　膽星　鬱金

川黃連　遠志　茯苓　川貝

沈 癇厥

丹溪云癇厥根於龍雷何類滑陽為留

痰火癇厥

癎痓者為手足抽掣口眼喎斜俗稱搐搦

羚羊角 龜版 連翹 元參 鬱金
石決明 牡蠣 丹皮 遠志 石菖蒲

曹 十三歲 癎痓

風陽驟起時或癎痓為厥恐成癎病

羚羊角 鉤鉤 陳胆星 茯神 丹皮
石決明 鬱金 橘紅 石菖蒲

朱 三十三歲 癎厥

營虛風動癎厥時發宜養陰熄風法

生地 羚羊角 茯神 石決明 鉤鉤

昏悶即昏迷見症實類暴厥
肝為風木之臟相火內寄體陰用陽其性剛主動主升

河膠　川石斛　遠志　柏子仁

俞　三十三歲　痰蘊心胞

神明蒙昧痰蘊心胞宜以滌痰利竅法

天竺黃　益智仁　柏子仁　川貝母　橘紅

蒼龍齒　茯神　遠志　細石菖蒲

錢　四十六歲　昏迷

內經云諸病驚駭皆屬于肝歲則昏悶是厥陽化風之象恐厥痫[illegible]宜養肝之體理肝之用

龍齒　天竺黃　石決明　川鬱金

痰火痫厥　二

鈎〻 茯神 棗仁 柏子仁

尤 十二歲

風痰眩暈甚則嘔噁

溫膽湯去甘草加

黃芩 天麻 鈎〻 石決明

劉 二十一歲

體肥中虛濕勝生痰肝膽鬱勃化火挾痰致神亂

出狂或笑或哭〻擱厥之漸未能遽効

狂蕩無稽怒叫

心火冒條則笑

肺在聲為哭

西洋參 茯神 石決明 川連 棗仁

真琥珀 遠志 丹參 雲茯苓湯代水

另服 天王補心丹 白金丸

華 三十四歲

風陽未熄，巔頂痛仍未休，此下虛則上實也。且平素嗜飲，濕勝生痰，舌苔滑膩，脈弦而澀，長沙之旨也。今厥暫止，發亦甚易，預防之道，須推介類潛陽靜藥鎮攝，佐以扶正刮痰法。

人參 阿膠 龜版 白芍 川石斛

熟地 牡蠣 茯苓 遠志 雲茯苓湯代水

痰火癇厥

二診

前議滋填沈降治其本也考之古訓癲癇病發于陰分情志痰氣阻遏機竅帶動陽升而病斯作焉茲診脈弦大而遲舌苔濁膩胃少納穀上午稍得清朗下午善欠多寐頭風未熄復厥奈何

六君子湯加　石決明　天竺黃　遠志　鈎藤　代赭

另服白金丸

朱　五十四歲

痰火襲入心胞神明蒙蔽或笑或哭病起有年不易圖治

川連 膽星 棗仁 石決明
茯神 遠志 柏仁 石菖蒲

姚 二十五歲 肝升痰蒙

水虧木旺鬱勃煩勞厥陽升而上蒙蒙痰則〻痰為風熾多言迷惑似狂脈象細弦胸膈痞脹噯氣則適宜理肝之風

黃鶴丹加 鬱金 黑梔 石決明 茯神
膽星 橘紅 石菖蒲 雲芙湯代水

二診

痰火癇厥

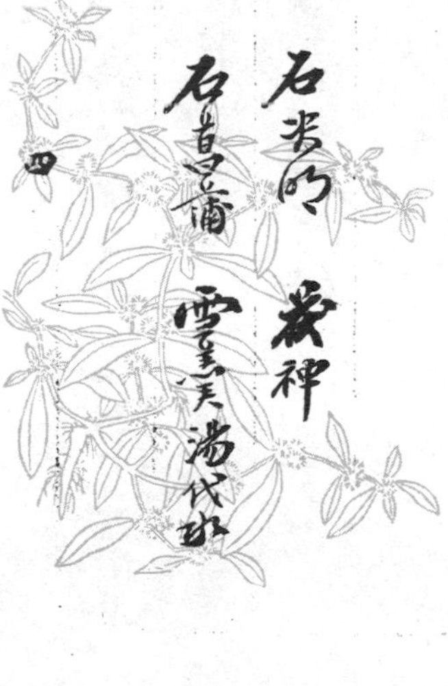

醫通譫妄論

譫多言也，言為心聲，由火燔而鳴，故以熱則多言，猶醉而多言也。心患也，寐而多言，俗為睡語。熱之微者，若寒熱，雖寤而神不清，則譫語也。妄，虛妄也，火為陽，故外清明而內濁暗，其主動亂，故神志失常，如見鬼神也。夫血氣者，身之神也，神既衰之，疾容中焦易妨，凝於腸，不得運而以致

春升木旺病發，不得寐，不大便，神蒙似狂，內經云肝實也，擬方

川連　遠志　丹皮　棗仁　竹瀝　姜汁

阿膠　茯神　膽星　鉤ニ　石決明

陸　十八歲　嗔鬱痰蒙右

嗔鬱痰蒙，多痴或笑或哭，經停五月，宜化痰豁肺

香附　丹參　鬱金　川連　當歸

澤蘭　膽星　石菖蒲　遠志

程　心肝之火上亢暈厥癇症

風火挾痰上蒙，暈厥頻發，發時徹知癇症，目赤，此心肝兩

十二官各失其職視聽言動皆有虛象盡虛癲狂病有似鬼祟宜清神除痰平補鎮心丹去肉桂山藥五味加琥珀膽星麝香大便不通以腹脹滿刺痛口噤氣急者此為實涼膈承氣送用若作邪祟治之以金石必死

經云火上炎亢則害也但正氣漸虧痰端叵測慎之

人參　膽星　鬱金　橘紅　細石菖蒲

茯神　天竺黃　鉤藤　石決明　雪羹湯代水

曹　右

產後營虛未復驟因鬱勃陽升怒狂或笑或罵語有錯亂工視擒擬聽佛呼神脈形弦細窒滯厥經痙厥此乃水不涵木挾痰迷竅宗內經意先用鐵秤錘燒紅淬以酸醋令嗅取酸先入肝辛金剋木之義後用藥

川連　茯神　鉤藤　橘紅　金箔　細石菖蒲

痰火痫厥

五

清神湯方

茯神　川黃連　棗仁

柏仁　細石菖蒲　貝母

遠志　姜汁竹瀝

平補鎮心丹方

人參　麥冬　龍齒

石菖蒲　硃砂　遠志

五味子　茯苓　生地

肉桂　懷山藥　柏仁

棗仁

阿膠　遠志　天竺黃　丹參　石決明　雲茯神湯代水

二診

風陽稍定　而黃濁膩痰凝氣滯便燥

西洋參　鉤鉤　遠志　天竺黃　石菖蒲　沈香汁

茯神　橘紅　胆星　血琥珀　石決明　雲茯神湯

張石頑醫通雖癲癇狂證最煩瑣分五癇大都可以參用

而癲癇之發皆肝腎龍雷上衝所致也

經言任脈為病，男子內結七疝，女子帶下瘕聚。
夫疝者不出寒濕熱三者之中，寒則急，濕則腫，熱則縱。
隋巢元方所論七疝，內疝也，內疝在腹。
金張子和所論七疝，外疝也，外疝在腎囊。睾丸腫大痛劇。
清葉天士云暴疝多寒，久疝多熱。

疝症 卷十五

陳 六十四歲

酒濕傷腎，陰囊腫如擬許學士麋茸丸養之

麋茸 菟絲 茅朮 胡蘆巴 大茴

茯苓 澤瀉 車前 急流水煎

張 六十三歲

據述少腹氣塊見下墜，睾丸臥則入腹而軟，立則

出腹而脹，此屬狐疝

當歸 小茴 吳萸 一 桃仁

疝氣

瘧症用方，温多涼少。但温亦有二：外入之寒，温必兼散；內生之寒，温必屬補。予和論瘧多從內勞得之，然並不主補。所謂實從外入者，其症多實；虛從內生者，其症多虛。設不能辨，概與散，難免虛虛之咎。余採海藏附子建中金匱生姜半夏湯加減，以補予和之未備。

枸杞子　橘核　青皮

錢　四十八歲

曲直作酸，瘕瘧暨趣肝厥之咎徵。

吳萸　白芍　半夏　鬱金

青皮　橘紅　瓜蔞子殼　香附

秦

經云：厥陰之脈絡陰器，抵少腹。子和七疝屬肝，寒則氣收，炅則氣泄，故見象若此。病根深固，難期速效。

董西園医級云疝發必效衝者氣論痛必從血者血為本因氣阻以為本疝之夜出書之從義作狐論癥疝狐疝腫墜不痛橫弦豎之弦結聚牽痛久疝作中安似三層立回香可治因之疝無疼氣據導氣郁氣能安運驗之疝而至苓茴楝核橘不通橘核鎮攻疝劑淬鐵鎮墜導水攻積通經之

吳萸　枳殼　橘核　當歸　韭根白

金鈴　茯苓　荔枝核　小茴　兩頭尖

李　六十二歲

狐疝陰寒宜温泄下焦令交夏令陽盛陰衰猶是時發發則脘痺嘔高年正氣虧而肝氣横逆順乘陽明故也慎之

人參　當歸　荔枝核　半夏

吳萸　小茴　茯苓　白芍

倪　三十八歲

肝腎陰虧，上有目疾，下有狐疝，同出一源也。

當歸　茯苓　女貞　白芍　川楝

杞子　小茴　川石斛　橘紅　杜仲

堵

疝自左少腹上攻，痛且脘脹，不大便，顯屬肝厥犯胃，腑氣不司運行，其攻痛勢日輕夜重，陰邪有知。宜苦辛息開洩下衝。

川連　青皮　歸須　橘核　韭根白

（仝炒）吳萸　金鈴子　查炭　沈香　兩頭尖

積聚 結瘕 爲十六

諸 肥氣

積在左脇名曰肥氣肝之積也年久不愈其邪處于血絡之間又藏大瘕常在夜間防其脹滿不易圖治也

青皮　金鈴子　柴胡　生薑

川朴　白芍　鱉甲　大棗

畢 二十六歲結瘕

症由肝鬱氣攻入絡脘腸膜脹少腹結瘕大便不

痞脹脈沉而濇擬宗奉議辛臭開洩

薤白根　吳萸　南查炭　川楝子　橘核

兩頭尖　青木香　麥芽　螺鬚

王　四十五歲　痞氣

脾之積名曰痞氣在胃脘難經之旨也

枳殼　木香　麥芽

焦朮　查炭　瓦楞子殼

紀　五十七歲

肝之積瀰散勢欲成鼓脹發彼不襄木乘土侮不勝

調治

金鈴子　川朴　麥芽　香橼皮　車前子

胡　二癖

癖積已久治宜通絡疏肝

旋覆花湯加　歸須　延胡　麥芽

南查炭　青皮　鬱金　瓦楞子殼

胡　五十七歲伏梁

伏梁在臍積塊似[illegible]

旋覆花　茯苓　吳萸　瓦楞子殼

積聚　二

新絳　法半夏　鬱金　九香蟲

鄒　五十七歲

厥氣客於衝脈，自少腹上冲胸膈，痛而吐，嘔支滿喜噫，脈象虛弦，不思穀食，此木橫土衰，顯雜調治

玉桂汁炒白芍　姜夏　金鈴　西洋參　烏梅　廣皮

淡吳萸　茯苓　延胡　川楝　查炭

二診

前方溫泄厥陰，攻冲之勢已緩，痛勢亦衰，惟噯腐吐酸，大便燥澁，陽明失司下降，再為通腑泄濁

肉桂汁炒白芍 薑半夏 製川朴 麥芽

淡吳萸 白茯苓 陳皮 查炭

唐 三十九歲

痛自臍下上於胸嘔清水其為濁陰上僭宜溫泄下焦

桂枝 吳萸 茯苓 牛膝 韭根鬚

姜夏 沉香 金鈴 查炭 兩頭尖

瞿 四十歲

少腹為厥陰之地痛脹雖減而舌心焦黃欲矢氣則通仍泄厥陰和陽明是首方之意所謂藥因效變求也

積聚

三

川連　歸鬚　虛呆　白芍　韭根鬚

淡吳萸　小茴香　金鈴　橘核　兩頭尖

蘇

肝之積曰肥氣，木橫土衰，時當濕令，痞滿復作，府氣由是失調，宜疏肝理脾，去菀陳莝，通調水道，斯正治矣。

香附　神麯　青皮　陳皮　猪苓

蒼朮　黑梔　金鈴子　大腹絨洗　赤苓

川朴　雞內金　陳香櫞　澤瀉

五苓散方
澤瀉 白朮 茯苓
豬苓 官桂

腫脹 卷十七

呂 四十三歲水腫自下而上

水腫自下而上，擬先與潔淨府，兼肅上焦

五苓散加 防己 葶藶 冬仁
椒目 大腹絨 通草

沈 驟然單脹

驟然單脹，舌絳，不大便，内經病機云諸脹腹大皆屬於熱

川連 白芍 大麻仁 麥芽
川朴 金鈴 瓜蔞仁

附子理中湯方
人參 附子 白朮
黑姜 甘草

來復丹方
元精石 硫黃 硝石
三味炒成砂子
入五靈脂 青皮
陳皮 為末醋糊
為丸

王
脈微細惡寒浮腫下部為甚陽衰之象顯然
附子理中湯加
厚朴 茯苓 澤瀉 車前子

朱 三十六歲
痃邪滑入府氣窒滯逆成單脹脈沈小微細此陽衰
清濁不分殊難圖治
來復丹 清晨空心開水送下每十服

陳 五十六歲

仲景云腹滿時減復如故此為寒當與溫藥且酒
客中虛宗仲聖理中湯加減
參朮 姜夏 製朴 胡蘆巴
乾姜 神麯 茯苓 陳香櫞

鄒 二十八歲
寒熱而驟然浮腫大便溏薄從風論治
五苓散加 木防己

殷 二十七歲
時感寒邪腹脹不大便經云九竅不和腸胃之所主

腫脹 二

也。與通滯湯加減治

製川朴　香附　神麯　青蒿　查炭

姜半夏　青皮　茯苓　丹皮　木香

江　六十二歲

能納不運，病在脾；脹在少腹。下元大衰，顯然為釜底無薪，釜中之物焉能化耶？立方為治

胡蘆巴　於朮　補骨脂　查炭　麥芽

小茴香　茯苓　淡吳萸　沉香汁

二診

瘧後臍下作脹腔腫面浮知其肝腎本虧脈小
懸寒是其驗先議温中下二焦
當歸 橘紅 姜炭 茯苓 韭根須
小茴 蓯蓉 查炭 澤瀉 沉香汁

顧 二十九歲
足膝麻痺大腹脹滿由腎陽衰微火不生土所以
背脊駭起殊非輕淺
濟生腎氣丸

秦

扶脾利水頗多而右脉甚小惡寒囊腫知其命門火衰水濕氾濫仲景云腰以下腫當利小便正合內經潔淨府之義

五苓散加

熟附子　製川朴　橘紅　椒目

錢　二十七歲

脹滿甚于中脘口甜不渴大便仍溏溫中燥濕奚疑

白朮　赤苓　姜夏　川朴　查炭　麥芽

乾姜　澤瀉　陳皮　通草　香櫞皮

錢 四十六歲

脹滿始于脘痛得煖食則適甚爲中陽式微肝
木乘胃之徵宜溫中泄木法
桂枝 乾姜 川朴 赤苓 雞內金
白芍 青皮 姜夏 澤瀉 南查炭

黃 三十四歲 右

寒熱而痢痢而半載瘧後痢止而腹脹滿脈弦
細寒熱不止是正氣大虧少火衰微之象棘手重
症不易圖治

桂心　茯苓　川朴　丹皮　青蒿　沉香汁

冬朮　姜炭　車前　澤瀉　另服濟生腎氣丸

錢　四十歲

氣不歸原脹甚于少腹脈弦而搏雖曾鼻衄亦由真天少藏因陰腎虛者善脹非臆說也擬溫納為

熟地　茯苓　當歸　沉香　牛膝　椒目

蓯蓉　澤瀉　杞子　車前　另服金匱腎氣丸

王　十九歲

脹自少腹漸延胸脘結瘕且痛由產後衝任虛寒

肝鬱內寒氣攻入絡勢有單脹之慮非易治也

當歸　小茴　茯苓　車前子

香附　青皮　麥芽　檳榔　沉香

楊 四十八歲

浮腫自下而上兼之腹脹是水氣攻冲失其清肅

下行與五苓通調水道

五苓散加　姜半夏　川朴　葶藶子

光杏仁　椒目　通艸

蔣 石

腫脹　五

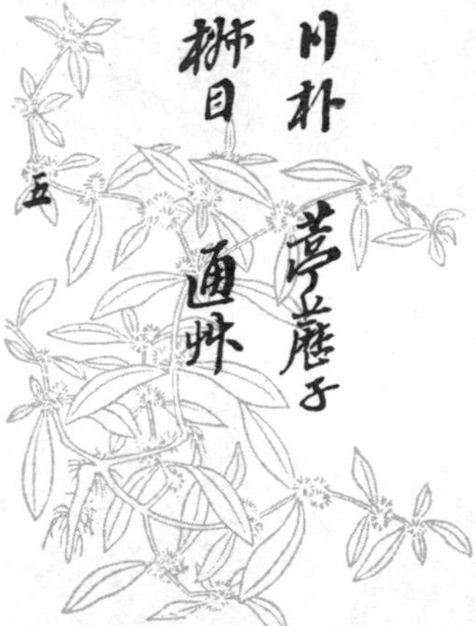

瘧久傷中，復因產後損傷真氣，散渙大腹脹滿，肢體浮腫，閱醫五苓利水，中滿分消屢進無效，非水邪泛溢矣，宜當培元。

黃耆二陳湯加

白朮　當歸　木香　白芍

杜　四十六歲

單脹垂成，肝脾氣血皆滯，暮寬朝急，大便不爽，脈短濇，症屬難和，法從溫納中下二焦。

肉蓯蓉　桂心　車前子　陳皮　川朴

枸杞子　茯苓　牛膝　沈香

王　五十六歲

連進溫中脹滿不減惡寒頗甚顯屬陽虛氣化不運此臟脹之由也經云濁氣在上則生䐜脹又云藏寒生滿病則通陽泄濁宜矣然二病久正虧而病愈劇奈何

熟附子　白朮　茯苓皮　川朴　小茴香

乾姜　炙草　車前子　神麯　香橼皮

顧　五十二歲

經云脈細脈小腹大是謂逆也議以溫中

臚脹　六

五苓散加

製附子　川朴　香橼皮　乾姜　陳皮

李 四十四歲

寒冷乘脾腹脹得暖則寬知其脾胃同病防及臟病

雞金散加

製川朴　查脈　赤苓　麦芽　陳皮

華 四十五歲

足浮腹滿舌絳煩渴崔宜遵宗仲聖猪苓湯加減

猪苓　滑石　澤瀉　車前子　麦芽　冬瓜子

河膠　川朴　赤苓　懷山藥　萹蓄

周

素體外實內虛脾土衰則水濕橫逆況當濕令之
際腫浮不消小便不利脈沉而有力水象顯著考之
古訓惟有潔淨府為正治腹滿甚易豫防之

四苓散加
防己　薏仁　椒目　陳皮　杏仁　川通草

余　廿歲
濕體氣似不及州都小便欲出未能腹中膨脹恐延

腫脹　七

鼓脹且兼牙宣行動之加腎關出納靡迴与東垣法

通關滋腎丸

費 四十二歲

脈沉細腫自下而上水濕浸漬漸淩陽位恐成臌脹之象殊非輕淺仿真武湯取水下行法

熟附片五分薑汁拌收　大茯苓　豬苓

川朴　防己　白芍　薏仁

二診

欬止氣平浮腫仍甚因經潔淨府之義所以調通

水道幽

五苓散加　大腹皮　防己　冬苓皮

海金沙　葶藶　椒目

華　五十三歲

口甜不渴不痢食不運腹滿足腫濕熱蘊遏以致脾

不運胃不降。令人陽不交陰胃謝

黃連溫膽湯去竹加

川朴　砂仁　澤瀉　冬仁　薑

朱　四十八歲

腫脹

單脹垂腳食下為甚大便不爽小溲短赤起自鬱勃
木乘土位胃氣失司下仰因經暮脹為甚與腎虛善脹
有關矣

製川朴　川連　腹絨　赤苓　青皮　香附
黑山梔　神麴　澤瀉　陳皮　另服小溫中丸

曹　二十七歲

肝之積曰肥氣散而腹滿筋現臍突單脹垂腳脈
細短濇食後則瀉土敗木賊難治症也

焦朮　青皮　赤苓　雞內金　麦芽

川朴　陳皮　澤瀉　另服來復丹

王 五十三歲

素患結癥噯酸。不橫之寒，腹笥脹膨，脈弦濇而遲，中陽困乏，步運成脹可慮

川朴　吳萸　金鈴子　乾薑　雞內金

小青皮　茯苓　澤瀉　另服來復丹

方 石十九歲

飲聚胃氣脹，沈腫滿。自下而上，嘔吐酸水。經歷半載，此積飲侮脾，運化之機失職。由是脹滿日增，水道不利

腫脹

九

爲宗仲聖五苓散法

官桂　澤瀉　焦朮　猪苓　赤苓

川朴　杏仁　姜夏　橘紅　椒目

鄧　五十歲

脈沉而濡口粘不欲飲水道不利此濕裹濁聚氣化不及州都膀胱由來也東垣所謂土在雨中則為泥知病爲雜治

五苓散加　製川朴　大腹皮　砂仁

苦杏仁　通草　熟地

黃 右，四十歲

肝脾不和瘕聚溏泄或為嘔吐作酸不運腫自下腹漸及少腹脹形遲滯而濕帶下綿綿此皆下虛火不生土腫滿日甚矣舌苔微白不渴姑從和中泄木治

於朮 茯苓 木香 穀芽 荷葉

藿香 木瓜 椒目 伏龍肝煎湯代水

二診

前議升降清濁諸恙均減惟胃納不旺脹形遲滯仍宗東垣火土合德之義

異功散加

藿香　木香　小茴　荊芥　伏龍肝煎代水

裘　四十三歲　右

脹在少腹及左脅結瘕硬痛脘中痞滿口不渴經停

脈小弦與溫泄厥陰衝任

吳萸　歸鬚　金鈴子　香附　查炭　蔻仁

青皮　小茴　柴胡　烏藥　韭根白

顧　四十歲

濕熱久蘊二府窒痺脹在中脘或愈或作胃形寒

痞聚散無常者古法非辛苦不開宗長沙小陷胸湯

川連 枳殼 赤苓 杏仁 澤瀉

香櫞皮 香附 黑梔 茵蔯

尤

水腫無汗上部為甚頭面漸延頸下咽喉窒塞二

府皆痺內經法開鬼門潔淨府上下分消一定章程素

有所知脈象窒滯變端百不可測者

麻黃 赤小豆 苓皮 桑皮 杏仁 滑石

連翹 大腹絨 陳皮 薑皮 葶藶 荷梗

腫脹 十一

二診

前議開鬼门以取汗腫勢退而復甚者水濕挾風而上干陽位侵肺則氣欲逆也咽喉清竅天氣主之清肅之令不行水邪氾濫必得通調水道高源啓之輕可去實仲聖風水皮水之治合轍矣

苦杏仁　塊滑石　豬苓　海金沙　姜皮

桑白皮　冬瓜仁　苓皮　大腹絨　澤瀉

西琥珀　上沉香　白通草

周

十七日更衣脈細腹脹欲得百沸湯以助陽氣足冷
至膝非輕象也擬與
半硫丸　沉香汁沖水送下

劉右
瘧久傷陰熱灼舌光絳咽乾且痛咳嗆痰經半載素
體甚弱常下緩瀉溏益異弱入春木旺司令又因食物
失調脾氣窒滯先在脇下結塊後遂脹滿大便溏泄
脈虛弦而細攻補兩難曾有太醫院用附桂八味丸
一劑燥甚不敢姑從泄木寬中觀其形勢再商他策

腫脹　十二

牡蠣　蛤粉　川朴　赤苓　腹皮

澤瀉　丹皮　麦芽　另服小温中丸

二診

服前方脹勢稍寬脈象稍和食後則痞滿大便仍溏泄又曾鼻衄夜間寒熱舌色仍絳液乾咳嗆顯是肝陽化火升逆犯肺尅脾不攝縱橫清肅之令不行府氣窒滯迷漫上臍下濕中挾肝邪殊難着手

牡蠣　蛤粉　川朴　雞内金　腹皮　山查　通草

澤瀉　丹皮　茯苓　炒連翹　沈香　小温中丸

吳 五十八歲

恙後體虛不復面浮足腫仍吐黑痰素有酒濕飲犯脾

脾腎累脹及孫加非有餘也慮其臌滿

熟地 茯苓 萆薢 苡仁 砂仁

桂枝 澤瀉 車前 橘紅 通艸

二診

前方頗效右股時麻痠濁尚多下午足浮筋攣攣手作梗

皆脾虛濕勝之象金水素虧宜以補劑

桂枝 半夏 木香 五加皮 澤瀉 砂仁

腫脹

十三

苡仁　橘紅　熟地　赤苓　桑枝

倪　五十歲

肝脾濕熱逗留腹脹洩後帶濁外陽易舉從猪肚丸意

白朮　牡蠣　赤苓　雞內金　香附　香橼皮

苦參　川柏　澤瀉　建麴　陳皮　沈香汁

噎膈反胃　卷十八

汪　五十六歲　絡格

操勞耗損心營肝絡失和脘痛嘈雜妨於食飢則

劇大便閉絡格之漸

旋覆花　歸鬚　鬱金　茯神

柏子仁　新絳　沈香　橘餅

二診

仿濟川煎合大半夏湯

漂淡鹹蓯蓉　半夏　牛膝　鬱金　柏仁

當歸 枳殼 沈香汁 白芍

三診

食則噎大便燥穿處悶極

半夏 麻仁 茯苓 當歸 枳殼 沈香

姜汁 蘇子 牛膝 柏仁 白芍

李 四十六歲

脈經云、下手脈沈。便知是氣。脘痛食。膈症之萌也。與通絡法

旋覆花湯和 鬱金 生姜 茯苓 紅棗

姜夏 橘紅 雞穀袋

呂 五十一歲 反食

王太僕云食入反出是無火也氣欲上逆遵仲聖

鎮逆温中湯

旋覆花 薑半夏 丁香 鬱金

代赭石 生薑 蔻仁 半麴炒

曾 五十八歲

胃為都會之地倉廩之府肝邪橫逆必先乘胃

木侮土也噎塞妨食隣于腸膈枯從土中泄木

不使结為膈

噎膈反胃

二

姜夏　查炭　麦芽　蘇子　炒紅麴

川朴　吳萸　鬱金　柏仁　雞穀袋

二診

噎塞移膈凶脈右滑左濇氣升痰粘平素嗜飲聚濕生痰理占胃諸

姜夏　蘇子　查炭　炒瀝　薑皮　地栗

薑汁　茯苓　香附　橘紅　沉香汁

鄭　五十歲

因鬱而成噎塞鬱久化熱所謂木喜條達不能

此火太炎於上逆胃脘以致清氣不降穀液併而
爲痰阻其機竅勢所必然

青果汁 山梔 芥子 紫菀 半夏

檀香汁 薄荷 鬱金 茯苓 竹瀝

沈 四十七歲

胸痛發於食不大便關格之漸擬與通絡潤腸

旋覆花湯加 薄荷 蘇子 歸須 麻仁

廣鬱金 郁李仁 牛轉草 紫降香 磨汁沖入

唐 五十九歲

噎膈反胃

噎塞妨於食張鷄峯云諸神思間病非易治也。
旋覆花湯合小半夏湯加

陳 五十二歲
脘痛噎塞而痛東垣云上焦吐者從乎氣
三因四七湯加
益智仁 川鬱金 橘紅 竹茹

方 五十五歲
脈細濇為氣血之鬱妨於食而虛里刺痛大便
艱濇宜養肝陰和肝絡不致延成關格

歸須　鬱金　麥芽　香附

柏子　新絳　紅麴　烏芝麻

費 二十九歲反胃

朝食暮吐漸延胸脘刺痛脈短細濇中陽式微

反胃重症

公丁香　姜夏　茯苓　紫石英　沉香

益智仁　煨姜　牛膝　胡蘆巴

謝 四十六歲痰氣交阻

痰為有形氣則無形氣行則痰行氣滯則痰滯

噎膈反胃 四

昔賢云隨氣升降開闔者也而開闔之機全憑元氣今交大節人身小天地亦隨之而變遷此所謂開而復闔闔即開之意也扶正開痰利竅以盡人力

人參　半夏　竹瀝　薑汁　沈香汁

麥冬　狗寶　蘇子　虎骨　牛轉草

何 五十六歲 痰格

好飲者濕聚痰凝易成痰格不可不慎

半夏　吳萸　茯苓　新會皮

生薑　烏藥　鬱金　雞距子

張 六十一歲 關格

肝胃失和久矣停痰積飲濁聚在中氣升則嘔吐形色如敗醬大便或結或通皆是格徵脈弦濇高年而患關格可慮也

小半夏湯加 茯苓 紅杷 紫石英
參山漆 淮牛膝 查炭 降香汁

鄒 四三歲 勞反胃

食則痰涎上泛上升之氣自肝而出丹溪之謂也胃反可慮

旋覆代赭湯　姜汁　半夏　竹瀝
茯苓　橘紅　蘇子　杵頭糠

僧　四十四歲

脈濡而細，咳痰而嗆，痞脹瘕攻，不大便，陽衰濁聚，挾肝氣乘胃，恐延關格，勿可輕視。

半夏　甜杏　沉香　枳實　蘇子
姜汁　竹瀝　橘紅　白芍　烏芝麻
另服半硫丸

司馬　六十二歲　噎塞

噎塞妨於飲食復便不暢皆為痺象

紫菀 杏仁 蘇子 桔梗 鬱金

枳殼 橘紅 川貝 竹瀝

二診

噎塞在胃物梗宜潤劑兼以消痰

西洋參 麥冬 旋覆花 當歸 姜汁

柏仁 紫菀 竹瀝 半夏 茯苓

顧 反胃

反胃是下焦病腑虛而厥逆脘微疼痛為以釜底

噎膈反胃 六

加薪方

附子理中湯加

枳實　半夏　青皮　陳皮　大腹皮

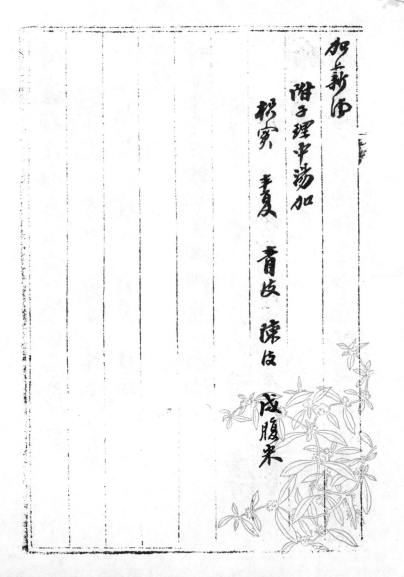

胸痹 卷十九

王 四十八歲

胸痹脘痛喜按不渴大便旬日一通此中陽向衰傳道失司宗長沙滑潤辛通法

全瓜蔞 白酒 桂枝 鬱金 麦芽

薤白頭 半夏 茯苓 薑汁

鄒 五十三歲

脘痛得食則劇且欲呕逆大便不爽從胸痹例

全瓜蔞 白酒 鬱金 旋覆花 查炭

薤白頭　桂枝　丁香　製延胡　麦芽

張　四十九歲

脘間為天氣所屈。痛劳于飽。大便燥。陽衰氣結

宗長沙法

瓜蔞　薤白　半夏　白酒

桂枝　鬱金　紅花　枳殼

何　四十八歲

胸痛徹背。喜忌。宗仲聖法

桂枝　薤白　查炭　橘紅

吳萸 鬱金 茯苓 香附

馮 四十六歲

痿躄軟痲脘痞氣癃大便不爽脈弦中陽不運

仿胸痺湯亦獨取陽明之義也

桂枝 吳萸 薤白頭 牛膝 廣皮

薑皮 枳殼 沉香 當歸 桑枝

陳 四十五歲

胸痛徹背甚則喉加大便燥結仿仲景通陽

泄濁法

胸痺

杏蔻仁　白酒　吳萸　鬱金　青皮

薤白頭　半夏　茯苓　枳殼

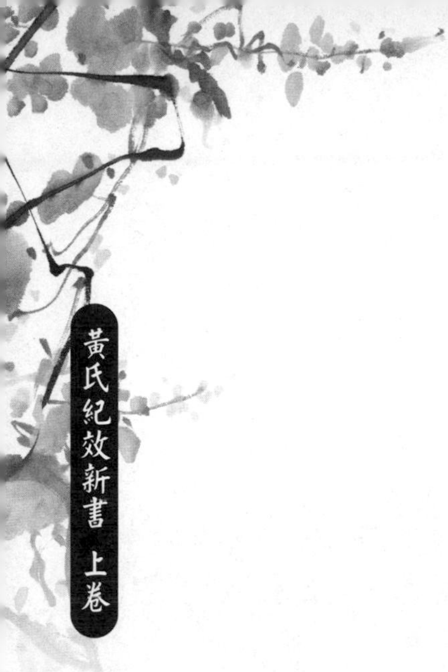

黃氏紀效新書 上卷

名醫家珍系列

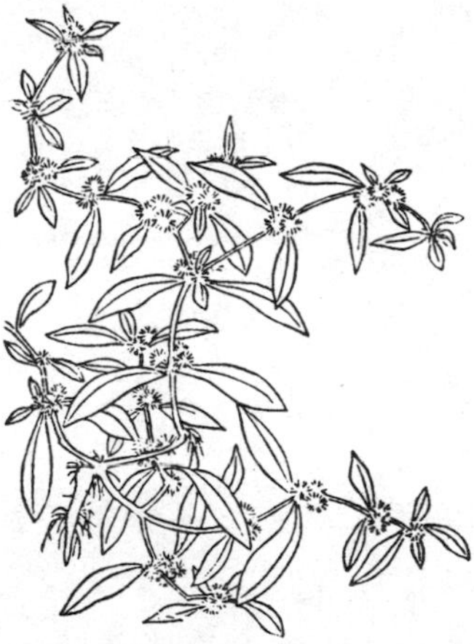

開卷有益・擁抱書香

名醫家珍系列③ 黃氏紀效新書(上卷)

國醫黃雲臺臨床醫案秘本

MZ003

出 版 者：文興出版事業有限公司
總 公 司：臺中市西屯區漢口路2段231號
電　　話：(04)23160278　　　傳　眞：(04)23124123
營 業 部：臺中市西屯區上安路9號2樓
電　　話：(04)24521807　　　傳　眞：(04)24513175
E-mail：wenhsin.press@msa.hinet.net
作　　者：黃　堂
發 行 人：洪心容
總 策 劃/責任編輯：黃世勳
執行監製：賀曉帆
美術編輯/封面設計：謝靜宜
協助編輯：潘怡君
總 經 銷：紅螞蟻圖書有限公司
地　　址：臺北市內湖區舊宗路2段121巷28號4樓
電　　話：(02)27953656　　　傳　眞：(02)27954100
印　　刷：工商美術印刷廠股份有限公司
地　　址：臺中市南區復興路二段143號
電　　話：(04)22612175　　　傳　眞：(04)22613229
初　　版：西元2006年5月
定　　價：新臺幣280元整
I S B N：986-82097-4-9 (上卷：平裝)
986-82097-3-0 (全套：平裝)

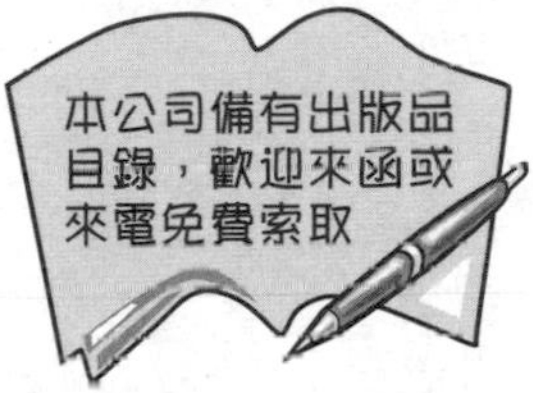
本公司備有出版品
目錄，歡迎來函或
來電免費索取

國家圖書館出版品預行編目資料

黃氏紀效新書：國醫黃雲臺臨床醫案秘本
/ 黃堂撰 — 初版.—
臺中市 ： 文興出版，2006〔民95〕
冊；　公分.　—(名醫家珍：3-4)

ISBN 986-82097-3-0（全套：平裝）. —
ISBN 986-82097-4-9（上卷：平裝）. —
ISBN 986-82097-5-7（下卷：平裝）

1. 病例 2.　中國醫藥
414.9　　95004943